ボンちゃんは82歳、元気だよ！

あるハンセン病回復者の物語り

石山春平
ISHIYAMA HARUHEI

社会評論社

ボンちゃんは82歳、元気だよ!　あるハンセン病回復者の物語り

＊目次

プロローグ　横浜市立瀬ケ崎小学校の創作劇　11

【第一話】焼かれた机――小学校から追放される……15

(1)六年生の二学期　16
発症が分かった日／「汚い、来るな」の罵声／焼かれた机／
戦時下の国民学校／別れがたい友達／父の謝罪

(2)無癩《らい》県運動による見せしめ　25
息を潜めた納屋での生活／雪のような石灰

(3)自殺未遂と入所の決意　29
「春平死ス」／堰を切った涙

〔解説〕ハンセン病と社会の差別――強制隔離・患者根絶の国家犯罪　34

【第二話】 強制収容――十五年にわたる療養所生活……37

(1)療養所での労働と医療 38
看護と当直／厳しい労働と指の切除／患者自身の強制労働／ハンセン病の兵士／患者の埋葬／療養所の医療体制

(2)無意識に身についた人としての基本 50
盲人の背中／父への手紙と同室者の叱責／逃走の手助け／人との会話の大切さ／らい予防法でがんじがらめの職員／河口湖めぐりのバスツアー／眩しいほどのショー／ボンちゃん（聖書と週刊誌）

(3)後藤絹子さんとの出会い 64
カメラ技術／予期せぬ告白／男女を隔てる仕切り／絹子の母／在所者の反対と決断

〔コラム〕「へらへら笑い」のボン　石山絹子 76

【第三話】 社会復帰――病歴を隠して暮らす日々…………79
(1)シャバに出て 80
身元引き受け人／住居転々／八洲電気の下請け工場／
蒲田の会社のバリ取り作業／川崎市のガイドヘルパー
(2)看護学生との遠距離交際 87
(3)結婚と新生活 89
四畳半一間の新居と終い風呂／川崎市役所での再登録／
命をかけた運転免許／警察車両の追突事件
(4)五人家族と地域・社会 104
「ハンセン」のトラウマ／絹子の就職と子育て／ハンセン病患者の家族／
一家を救った高橋先生／子どもたちのこと／近所の子どもとお母さん／
団地のおばさん／親父と孫／思わぬ出会いと親父の話／
親父の葬儀と絹子の悲しみ
(5)「青い芝の会」との出会い 127
脳性麻痺の隣人／「青い芝の会」のバス闘争／障害者団体との関わり／僕の原点
〔コラム〕暮らしの中の葛藤　石山絹子 138

【第四話】病歴告白——勝訴判決に押された決断…… 141
(1)人間破壊のらい予防法 142
フォルマリンの瓶の中／沖縄愛楽園の社会交流館／草津の重監房／社会に残る根強い差別／セファランチンとプロミン
(2)らい予防法廃止と違憲・国賠訴訟 148
熊本・菊池恵楓園の提訴／「退所者も原告に入らんか」／失うものは何もない／敵の中から出た味方／国賠勝訴と国の控訴断念／増えた親戚
(3)カミングアウト（病歴告白） 155
(4)ハンセン病家族の裁判 157
(5)六十年ぶりの同窓会 158
死んだはずの石山君／クラスメートの大泣き
〔解説〕世界からの、致命的な立ち遅れ——「らい予防法」の廃止と国の謝罪 166

【第五話】 共に生きる――地域の人たちとの交流 …… 169
(1)横浜の人々との出会い 170
心筋梗塞と執刀医の言葉／岡山でのハンセン病市民学会
(2)学校と行政―人権のための講演活動 174
ネコ洗いとパンダ飲み／中学修学旅行の自由行動／
「ハンセン病と社会」がテーマ／中学生からの手紙／
横浜市の人権啓発／行政が求めること
(3)障害者運動と地域活動 186
障害者を隠し、言葉を封じる社会／宮前ふれあいの家／
狭山事件の石川一雄さん／樹木希林さんとの対談／団地のポスター
(4)今、伝えたいこと 194
〔補〕石山絹子の回想「神山復生病院を退所した青年と連れ添って」 199
感謝のことば 204

〔資料〕

・著者年譜と社会活動　208
・ハンセン病隔離政策　日本と世界の比較　211
・全国のハンセン病療養所　215
・ハンセン病関係法令（抜粋）　216
　癩予防ニ関スル件／患者心得／国立癩療養所患者懲戒検束規定／
　らい予防法／らい予防法の廃止に関する法律／優生保護法
・ハンセン病問題の早期かつ全面的解決に向けての内閣総理大臣談話　222

※本文中の【注】は、五話にわたる物語りのそれぞれ末尾に記しました。

絶望を希望にかえて

〈本書を推薦します〉

石川一雄（狭山事件再審請求人）
宇梶静江（アイヌ解放運動家・古布絵作家）
落合恵子（作家）
鎌田　慧（ルポライター）
組坂繁之（部落解放同盟中央執行委員長）
黒坂愛衣（東北学院大学准教授）
竪山　勲（ハンセン病違憲国賠訴訟全国協議会事務局長）
知念正勝（全国ハンセン病退所者連絡会会長）
徳田靖之（ハンセン病家族訴訟弁護団共同代表）
南淵明宏（昭和大学教授・心臓外科医）
浜崎眞美（カトリック司祭）
林　力（ハンセン病家族訴訟原告団長）
福岡安則（埼玉大学名誉教授）
福島瑞穂（参議院議員）
堀　利和（共同連代表・元参議院議員）

プロローグ

――横浜市立瀬ケ崎小学校の創作劇――


戦後間もなかった、あの頃…世の中には、ハンセン病に対する偏見や差別が多くあった。

その偏見や差別は、病気に対する無知…つまり、病気に対しての正しい理解がなかったことから
生まれた。

人々は、ハンセン病はうつる病気だと信じ、患者だけではなく、
その家族のことも差別をした。

不幸にしてハンセン病にかかってしまった鉄平。

鉄平だけではなく、その家族も差別を受けた。

いつも気丈に家族を支えていた父にも、
弟思いで頼りになる兄にも、
優しく母親のような姉にも…。

でも、家族はいつも鉄平の味方だった。

鉄平のことを必死で守った。

療養所に入ることを決断した鉄平。

家族や故郷を捨てなければならなかった。

でも、いつも鉄平は前向きだった。

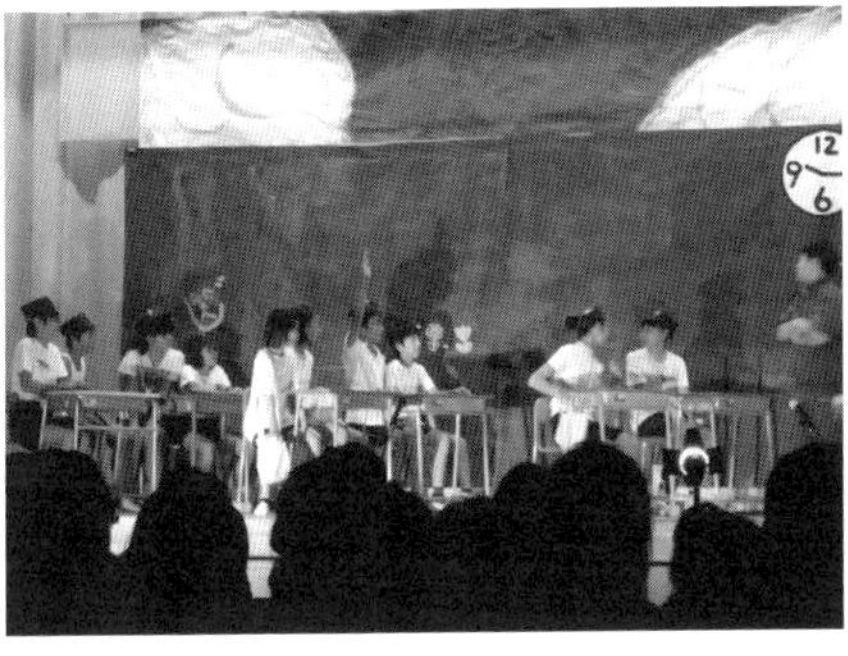

療養所で、一人で勉強に励み、字や言葉を覚えた。
病気が治っても、療養所から出ることができず、療養所で一生を
過ごすことの多かった中で、
鉄平は社会に復帰する道を選んだ。
手足に障害があるにもかかわらず、
まわりの人たちに反対されたにもかかわらず、
前向きな一歩をえらんだ。
そして、こうして晴れて故郷に戻り、失われた少年時代を、再び
取り戻すことができた。
この物語は、けっして昔の話ではない。
今でも、ハンセン病に対する差別は残っている。
どうして、差別はなくならないのか。
それは、差別する人がいるから…。
ハンセン病のことを知ろうとせずに、差別をする人がいるから。
無知が差別を生みだす。
知らないことが罪なのではない。
知ろうとしないことが罪なのである。
私たちは、この劇を通して、多くのことを学んだ。
差別や偏見は、人の心を傷つけ、苦しめるということを。
人は誰でも、差別する側の人間になってしまうかもしれないということを。
どんな差別や偏見にも絶対に負けないという強い気持ちを。

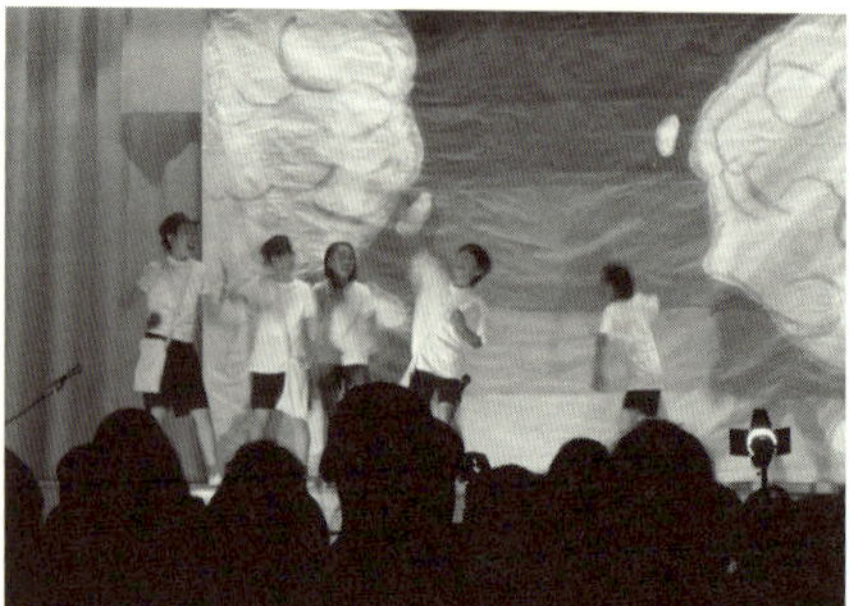

どんなにつらく厳しい時でも、希望を忘れてはいけないということを。
そして、どんなときでも、自分を支えてくれる人が必ずいるということを。
私には、一緒に手を取り合い、「差別はおかしい」と言える仲間がいる。
この最高の仲間たちとともに、差別や偏見のない明るい未来を目指して…生きていきたい。

二〇一一年十一月十九日、横浜市立瀬ケ崎小学校。エンディングで青い空を見上げる主人公鉄平とその親友イサオが舞台の袖に引いた後、子どもたち全員が登場して、一言ずつそらで覚えたことばを述べた。

前月、石山春平は、六年生の人権授業に招かれ「前向きに生きる」をテーマに自身の半生を語っている。先生も涙したというその時のメッセージは子どもたちの心に届き、わずかひと月足らずのうちに石山をモデルにした演劇が作られ、発表会に招待され卒業式にも招かれた。

後に、石を投げられる鉄平を観て「あの子、可哀想じゃねえかと思ってね」と、他人《ひと》事のように言って笑わせる石山だが、その時は、自分を懸命に演じる子どもたちの姿に思わず目頭が熱くなったと語っている。

石山春平はハンセン病回復者である。今も根強い差別・偏見の社会にあって、その半生が筆舌に尽くしがたいものであることは疑いない。だが石山は決して暗くは語らない。責めるニュアンスも感じない。それどころかシリアスな語りの最後には、必ず笑いを織り交ぜる。加害の負い目に救いをもたらし、共に生きたいという気持ちにさせる。
この本は、ある時社会から姿を消した石山春平が、「自分はこうやって生きて来た」と、その半生を語る物語りである。

絶望の淵に立たされた時、人はどのようにして自分を立て直すのか――、その力が、ことのほか弱いと言われる私たち日本人にとって、ここには生きる力のヒントがあるように思われてならない。

＊六年生の児童と先生が話し合って作った冒頭のことばは、瀬ケ崎小学校学校だよりの『人権の森』（二〇一二年三月、人権教育推進担当・高崎智志）より転載しました。

第一話

焼かれた机
――小学校から追放される

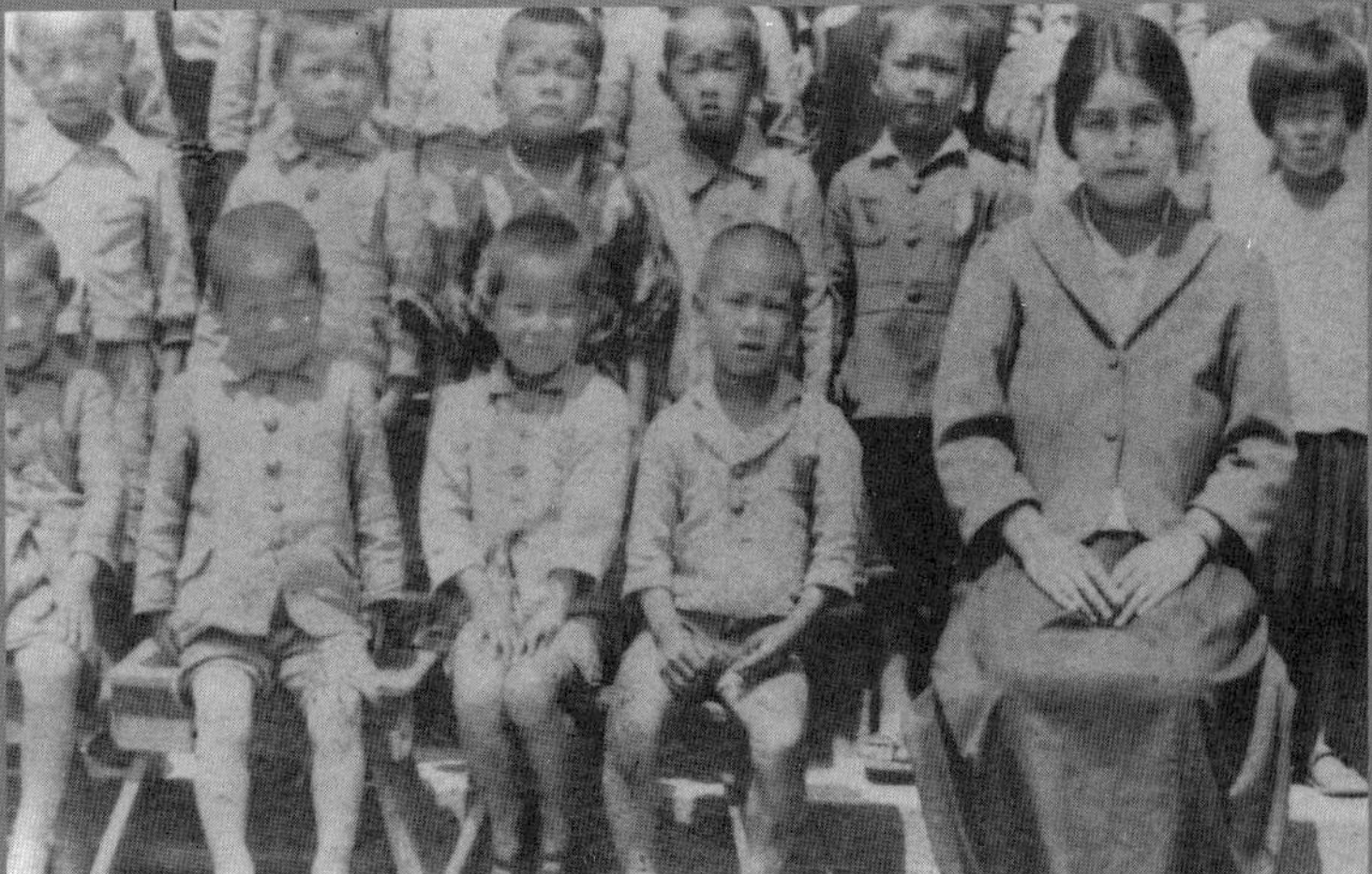

国民学校入学時の先生とクラスメート
前列、先生のとなり二人目が著者
（一九四二年）

⑴ 六年生の二学期

発症が分かった日

私がこの病気になったのは、昭和二二年（一九四七年）、ちょうど小学校六年生の時。夏休みに、校内健診があり、そのとき、疑いがかかっちゃって、一人残されました。それで最後に診られて、やはり、ということになり、でも校内医はすぐには診断しないんですね。というのは、田舎医は町の人みんな顔見知りで、診断すれば即、収容、療養所へという時代です。当時は、警察もかかわっていました。

それで、家から三十キロ以上離れた、静岡日赤病院に行くことになりました。朝の五時頃、父親が自転車の後ろに乗せて連れて行きました。

父親は人に見られたくなかったのだと思う。三回くらい行きました。三回目で、部屋から先に出されて、後から出てきた父親は、白い封筒を持って、うなだれていました。

家に帰る途中、農業用水のところで「休む」と父親が言うんです。「一緒にここで死のう」って。私は、急に言われたって良く分からないし、「いやだ」と言って拒否しました。そしたら、父親は考え直したんでしょうね、家に帰りました。その日、家族の会話はありませんでした。

「汚い、来るな」の罵声

夏休みが明けて、九月に、診断書の入った封筒を一番に先生に提出したんです。先生はすぐには、開けませんでした。

昔は夏休みに「工作」の宿題がありました。でも今と違って材料がなくてね。それで自分で材料を考えながら水鉄砲を作ったり、中には木の下駄を作った者もいた。昔は下駄も自家製だから。うちにも親父が下駄を作った切れっ端がありました。それを鉈《なた》で格好つけてヨットを作ったんです。センターだけ作って浮かべたら、桐の木で軽いから、そこに帆を立てるとちょっとした風でひっくり返った。そこで考えたんです。

これは木が軽いところへもってきて、水の上が大きいから沈めればいいと。沈めるにはどうすればいいかと考えて、錘《おもり》をつけようと。親父は暇な時に川の土木工事に行ってました。エンヤコラで、木の杭を土手に打つんだけど、その時大きなナットを使う。そのナットが縁の下にあって、これはいい錘になると…。親父に内緒でね。

その工夫を見て、先生は「おまえ、よく自分で考えたなあ。頭いいな」って肩なんか触って誉めてくれたんですよ。

それで休憩時間に入って、二時間目になって戻ってきた時に、もう顔色が違うんです。机の横のところに来て、「石山、おまえもう帰れ」って言うんです。なんでかって聞いたら、「汚い、病気」って言ってたね。もう汚い病気だから、学校に来る必要はないから、即刻帰れ、と言って。「汚い病気」と言われても、わけが分からないですからね…。当時後遺症もなかったし、顔だって崩れていなかったし、自分で言うのもなんですが、えくぼもあって美少年だったんです（笑）。

子ども心に、病気っていうのは、お腹痛くなったり、痩せていくと思っていたから、「僕は元気です！」って立ち上がって言ったんですよ。当時は、体罰用に自分で作らされた竹の棒があったんですが、それで指しながら「立て」と言って、絶対に触ろうとしない。棒でぐいぐい押され、戸口まで来て、戸を開けようとしたら「触るな」。クラスメートが戸を開けて、廊下に出ると、「明日から来るな」と藁草履《わらぞうり》が脱げそうになるくらい突き飛ばされました。手をつこうとすると「建物に触るな」と追い打ちをかけました。屈辱だったねぇ…。その日は家に帰ったんだけど、ひどい目にあったことは家族にも言えなかったの。

焼かれた机

次の日、父親が「おまえ、学校は今日休め」って言う。静岡の病院で、学校は行けなくなるって言われてたんです。だけど、あの頃、登校の時、男の子も女の子も含めて五～六人だけど、僕の家の前に集まるのよ。「ハーちゃん、学校へ行こう」って言って。

父親は、わけを言わないで「休め」って言うけど、僕は学校が楽しかったから、行ったんです。それで、遠巻きに教室を見たら、僕が昨日まで座っていた席。椅子もなけりゃ、机もない。

「なんで席がないんだろう」って言ったら、学校のすぐ近くの子が、「そういや、昨日の夕方、三角ベースをやっている時、校庭で先生が机と椅子を壊して、燃やしてた」って言うのよ。「なんで先生が机や椅子を燃やしていたのか、昨日は分からなかったけど、石山くんの机だったんだなあ」って。「でも、なんで石山くんの机と椅子、先生は燃したんだろうねぇ」と言ってね。

そしたらそのうちの一人が、「じゃあ、いいや、僕のところ座れよ」と言って、子どもの椅子だからたいして大きくないのだけど、お尻を半分こに座って、半分は宙に浮いてるわけですよ。そこに先生が入ってきて、僕をみるなり、すごい真っ赤な顔してねぇ、「なぜ来た！」。いきなり棒を持ってきて、「立て」と言って、触ろうとしないんです。それで、立ち上がりました。

昨日は押してきたけれど、その日は押し方が違う。憎しみをこめたような押し方で、「お前は、もう来るな。汚い、汚い」ってしきりに言うんだよ。「お前、校門を出る時、校舎に絶対触るな」って言うんだよね。それで、その時は突き飛ばすと同時に、スリッパ履いてる足で、僕のお尻をボーンって、蹴ったんだ。だから、ほんとにつんのめっちゃってね。ひっくり返るところをこらえて、座ったら、また大きな声で「座るな」と言うんですよ。「二度と来るなよ」と言われて、それが、学校を追い出された時の最後でした。

それであの頃、広いグランドの半分は畑になっていたけれど、その細い通路を通って学校を振り返った時には、「これで見納めかなあ」と思って、それは涙が出ましたね。なんで学校に来ちゃいかんと言われたのか、それが理解できなかった。ハンセン病だから来るなって、学校はそういうつもりでやったんだけど、僕自身はそれを聞いていないから、分からないですよ。そんなに、悪いことをした覚えもないし…。二度と来るなと言われて、すごい罵声を浴びせられて。だけどね、実際、机と椅子が燃されちゃってないんだから、こりゃやっぱり駄目だなと思って、最後振り返った時は、子どもごころに寂しかったです。屈辱感というかな、わけの分からない、納得できない扱いを受けた怒りというのはあったけれど、仕方がないから家に帰ってきて、（うちは、僕が小学校一年生の時に母親が亡くなって、女手は祖母だったのですが）「なんで、早く帰ってきたんだ」って祖母が言うんですよ。その時は答えなかったんですけど、父親が仕事から帰ってきたから、「学校来るなって言われたけど、なんでだ」って聞いたんですよ。父親は黙っていたけれど、後ろに回って肩に手を置いて、「いやあ、お前は人には言えない病気になっちゃったんだ。だから、お前にはかわいそうだけど、学校にはもう行かなくていい」と言われて、なんでかってわけは説明しないけれど、父親は声を押し殺して泣くような声だったから、子どもごころによっぽど何かあったのかなあ、と思いました。

戦時下の国民学校

僕らの年代、当時は国民学校といっていたけど、戦争中ですから、まともに時間どおりに勉強したのは一年生と二年生だけ。三年生になったら男の子は山に行って松の木の根っこを掘りました。上級生が掘ってノコギリで挽いた。結構大きい古株で、腐って芯だけ残っている。われわれ三、四年生は重いから棒に吊るして、前二人、後ろ二人ぐらいで一つずつかついで山を降りました。

先生にね、「こんな根っこ掘って何するの」って聞いたの。戦闘機の燃料だよね。実際はエンジンが詰まって使い物にならなかったそうだけど。

僕ら子どもの頃、松の木を小さく割って、針金で巻いて夜、火をつけて田んぼに行くと、ドジョウがいっぱいいいました。昼間行くと、ドジョウは人の影見てもぐっちゃう。

夜はドジョウも睡眠とるんだね。枕はしてなかったけど（笑）。ばちゃばちゃ入っていっても泥にもぐらない。あれ、不思議だなと思って。

それで、うちの方じゃ、「ヤットコ」っていうんだけど、火挟みで片手でかんたんにつかめたんだよ。一晩行くと一升マスいっぱい獲れた。あのころの栄養源です。鱒とか天然の鰻は川で獲ってきました。今考えると、そうとうな高級品を食べてたことになるね（笑）。

そういう時代だったから、学校行っても勉強なんてできません。それで四年生の時に終戦。

終戦になったら教材がない。鉛筆とかノートも無い。どうしたかというと、先生がね「ジョウロある家は持ってこい」って言ってね。農家には子どもが片手で持てない大きなのがありました。それで水を砂地にまくと黒くなる。そこに先生が棒切れで、大きく字を書く。

みんなでそうやって、いろいろな漢字を書くわけよ。陽が当たると乾いてくるから、水撒いてまた棒切れで書く。それで先生に、「これがほんとうのジシュウ（字習）だよね」って言ったのよ。しばらくたってから、「お前、面白いこと言うな」って（笑）。やっと意味がわかったんだね。

戦争が終わって、五年生の二学期ごろかな、ノートや鉛筆がまわってきました。四年生の時は鉛筆が無くて、一クラスに五本ぐらいしか配給が無いの。それで先生が、これじゃあみんなに行き渡らないなあっていうから、「先生、これ短く切ったらどう」って言ったのよ。五本あって三つに切れば十五人に渡るからって。そうしたらどうですかって言ったら、「そんなに短く切ったら持てないだろう」っていうから、「筆と同じように竹を挿せばいい」って。「そうだ、お前、頭いいな」って言われました。褒められたのは、その時だけだけど（笑）。すぐ裏山へ行って、篠竹とってきて、穴が小さいとナイフで削って、すると鉛筆が一センチぐらいになるまで使えました。

そういう時代を生きていて、六年生になってやっと教科書も新しいのが来た。下級生は上級生のお古を使うわけで、六年生になって初めて新しいのをもらって嬉しかった。これから頑張るよっていう、その二学期の始めに追い出された。だから、うちの学校は秀才を一人失くしたんだよね（笑）。

別れがたい友達

僕は、子どもの頃から明るい性格だったので、自分で言うとおかしくなっちゃうけど、クラスで人気者だったの。それが幸いしてか、半年くらいは、友達が家に遊びに来てくれました。ところが、年が明けたくらいの頃、ほっぺたが赤くなってきてね。それで、眉毛がかゆいから掻くとぼろぼろ抜けちゃうんですよ。そうこうしているうちに、友達が一人来なくなり、二人来なくなり。で、ある時に四人くらい来たのかな。その時、帰りがけに「今日は、石山くんと遊んだってこと、親に言うなよな」って子ども同士で言い合っていて、それを境に、ぴたっと来なくなっちゃったの。

父の謝罪

県からだと思うけど、強制収容の通知が来たんです。父親は、最初に僕を見てくれた医師のところへ、夜一緒に行って「本当のことを教えてほしい。うちの子は助かるのか」と聞くと、「気の毒だが、お宅の子は助からない。今の医学では治らない」「生きても十五歳まで」って言われたんだって。当時は特効薬もないし、結節と言ってしこりが気管支にできる人もいるし、そうすると呼吸ができなくなっちゃう。療養所でも、気管にカニューレを入れてる人が何人か居ました。で、見えないように、普段はお地蔵さんの涎《よだれ》かけみたいなので隠してる。で、話をする時は、手で喉を押さえている。僕も入院した時に、そのおじさんが話すたびに、手で喉を押さえるから、なんでかなと思って、興味を持って聞いたのよ。「何が入ってるの」ってね。そしたら、開けて、「これはカニューレって言ってね。呼吸ができないから、ここから空気を入れてる。話をする時は、ふにゃふにゃ言って声が抜けちゃうから、指で押さえると会話できる」って話してくれました。

だから、治療をし損ねたというのは、そういうことだったんだよね。後に父親が、僕のところに弁解に来ました。「十五、六歳で死ぬって言われて…」ってね。

十五、六歳で死ぬって言われたんで、病院に居ても家に居ても死ぬんなら、家でお葬式して家族のお墓に入れたいから、家に置かせて欲しいって頼んだんです。役場の人は「いやぁ、ウンとは言えない。県のほうに聞いてみます」と言いました。

県のほうは「家から一歩も出さない、公の道を歩かせないなら」って条件をつけました。外に出れば家に居るってことがばれちゃうから。そうすると県の責任になるからじゃないかと思うんだけどね。そのくらい当時の法律が厳しかった。父親から「納屋に昼間は入っていろ」って言われて、納屋に、足掛け五年いました。

納屋にいるようになったのは、昭和二三年（一九四八年）くらいの頃だったかな。その頃は顔もひどくなかったので、友だちと泳いだり、魚釣ったりして、遊んでいたけれど。歳で言うと、十三、四歳くらいかね。思春期だと、そういう病気の進行も早いんだよね。療養所で先生に聞いたのは、「思春期は体の変化が早い時だから、進行も早い。その代わり治りも早い」って。その時期に療養所入っていれば後遺症が残らずに、たぶん治ったと思うんだ。(注1)

そのことを面会に来た父親に話したら、膝に手をついて謝ったよ。「俺が判断間違えた。あの時、思い切って病院に入れておけば、こんなにひどくならずに治ったのに申し訳ない」と言って。治療法があるって知らなかったしね。十五歳で死ぬって言われたから。そりゃ、責めるわけにはいかないですよ。「頭を下げることないよ」って言って、面会室で終わったんですけどね。父親も辛かったと思う。

(2)「無癩《らい》県運動」による見せしめ

息を潜めた納屋での生活

納屋ではね、まず、人と会話ができない。顔を見るのは家族だけですよ。農家でも、夏は朝の九時頃には人が来るけど、夜の九時を過ぎると人は来ない。冬は夜七時になると、誰も来ない。それでね、農作業を手伝ってくれる近くのおじさんが、家に風呂がないので、六時くらいに風呂を借りにくるんです。お酒が好きな人だから、ドブロク、密造酒みたいのを持ってきて、風呂に入って、飲んで、会話してるわけですよ。家帰っても寂しいから、なかなか帰らない。

かと言って、追い立てるわけにもいかないしね（笑）。それで八時ごろ、風をひくから帰ったほうがいいといって帰すと、祖母が納屋に呼びにきて、最後に風呂にちょっと入って。

冬はそんなに汗をかかないからいいですけど、夏は蚊が多くてね。昔の農家って、蚊柱《かばしら》が薄闇の中に見えるんです。夜は母屋に行けたからよかったけれど、昼間は誰が来るか分からない。朝のご飯は母屋で一緒に食べますが、食べるとすぐに納屋に隠れる。そうすると祖母がね、当時農家だってお米もそんなにないんですが、おにぎりを作って、中身は梅干しと漬物、ちょっと弁当箱みたいのに入れて、あとはね、ひょうたんに水を入れてくるの。昔は今みたいに、水筒とかなかったからね。

だけど薄暗い中で、一人で食べたってうまくないですよ。夏でも、人が来ても分からないように、藁《わら》をしいて寝ていました。

子ども一人で、よく耐えたと思う。不思議でしょうがないのは、アオダイショウが二〜三匹、入ってくるわけですよ。農家だから、ネズミもいっぱいいる。芋やなんかを食べている。そのネズミを食べに、アオダイショウが来るんです。最初は怖かったですよ。アオダイショウが五十センチくらい、上からつり下がったりしてね。それで、こんにちはじゃないけれど、挨拶もできないでしょう。最初は怖くてしかたなかったけれど、そのうち不思議なもので、自分が孤立しちゃうと、生きてるものが「友だち」に見えちゃうの。ネズミだってね、僕に悪さするわけじゃないし、すぐ近くにチョロチョロっと来て、それで慣れてくるとね、どっちが主《あるじ》だか、分からないですよ（笑）。今考えると、子どもがあんなところで、よく我慢していたなぁ、と思うけれど。我慢するしないではなくて、そうしなければ生きていけなかった。

雪のような石灰

とにかく、日本の国が無癩県運動(注2)を始めた時に、国は県を競わしたんだね。見つけた人は片っ端から通報するように、報奨金まで出してやっていたんですよ。今、犯罪者を見つけた時に、何百万と懸賞金が出るでしょ。あれと一緒で、そういう過酷な法律を国が作った。

患者が見つかって収容されると、見せしめのために「消毒」に来るんです。住んでる家の周りに、一センチくらいの厚さで石灰をまくんです。あんなの撒いたって、消毒になんない。だけど、長靴を履いて家の中に上がって、ぐちゃぐちゃに、布団なんか敷けないくらいに、畳から押入れから消毒したんです。

昼の日なかに来てやるから、近所の人がびっくりしちゃうでしょ。大きなマスクをして、五～六人で来てやって、それで恐ろしい病気だということを宣伝する。見せしめだよね。

当時の田舎の農家は屋敷が広いんですが、帰り際に、今で言う「非常線」の縄を張って。「伝染病患者発生。立ち入り禁止」って書いて帰るんです。家族は、たまったものじゃない。

だからね、家族はそれから村八分になっちゃう。うちもそれを受けたわけです。父親は、あまり詳しく僕には言わなかったけれど…。回覧板もね、普通は家から家へ手渡しするけど、うちでは家の前の木につり下げていったって言うの。そういう行動をとられると、父親なんかも辛かったと言っていた。兄貴も相当、辛かったと思うんだけど、言わないからね。だから、ほんとうに偏見・差別は、当人も辛いですが、家族も辛い。

僕らは療養所に入ってしまえば、直接の圧力はないわけです。だけど、家族は社会のしくみの中で生きていくから、常に、そういう差別の目で見られるってことは、非常に辛いと思う。

だから、僕が療養所に入って知っただけでも、全国で一家心中が十件くらいあったんです。一番印象に残っているのが、山梨県の一家九人の心中です。僕がまだ家に居た昭和二六年頃で、新聞に大きく出ました。その家の長男が、らい病らしいって言われて、甲府の病院で診察を受けたんです。家族には「らい病だと分かったら家には帰らない。夜の十一時を過ぎて帰らなかったら、そうだったと思ってくれ」って話してね。そしたら、たまたま事故かなんかで電車が遅れた。十一時には帰れず、十二時回って帰ったら、家族みんなが青酸カリ飲んで、死んじゃってたって…。本人は病気じゃなかったのよ。「僕があんなこと言わなければ」って悔やんだそうだけど。偏見・差別は、そういう事件を起こしてしまうんです。

今はそんなことないけど、昔は「らい病が出ると、三代でその家は絶える」って言われました。それはもう、療養所の生活の中で長老からよく言われていました。

「兄弟はいるか」って聞かれてね。いると答えると、「男か」って聞かれるから、「兄が一人。

姉さんが二人でもう嫁に行って子どもも居る。兄貴はまだ一人だ」って言ったら、「お前の兄貴も、嫁さん来ないぞ」「この病気になると家は三代で絶えるんだ」って言うんです。どうしてだってと聞くと「嫁に行けない、嫁をもらえない、そうすると、おじいちゃん、父親、子ども三代で家が絶えてしまう。そういう現実がある」って言うのね。当時、僕は子どもだったから、そんなに深刻にならず、ショックが大人とは違うんですよね。しかしやっぱり、家族で中心だった人は、ほんとにすさまじく悩んだと思う。

(3)自殺未遂と入所の決意

「春平死ス」

納屋での隠れた生活で絶望して、こんなだったら死んだほうがいいかなと思ってね。ある日、山へ行ったんですよ。それで、しばらく考えていた。

でも、こんなところで死んじゃったら、誰も見つけてくれない、骨になっちゃうでしょ。それで、僕の居場所が分からなくて親が困ると思ったから、草取り用のナイフで、木に「○月○日、春平死ス」ってカタカナで書いてね。もし誰かが見つけたら「これはハーちゃんの骨だ」って分かってくれりゃいいと思ってね。

それで…最後、農薬を飲もうと思ってポケットからほどいて〔取り出して〕、切り株に座ってね。でも震えていて、飲めないんですよ。怖くて。死んで帰ってきた人の話だって聞いたことないしね。聞いてれば飲んだかも分からないですが（笑）。死んだらどうなっちゃうのかなと思って。そこで僕は考えたの。ああそうだ、くよくよしたり、辛いつらいって思っているけれど、こうなったら開き直ろうと。その時はうすうす、らい病って聞いていたからね。

開き直って、長生きしてやろうと思ったの。僕が長生きすることは、石を投げたり、罵声を浴びせた人への復讐になる、みたいな気持ちもあったの。それで、飲むのをやめて、農薬を捨てちゃって、ナイフの文字も読めないように消して、山を下りました。療養所に入るのを決意しました。

家で祖母が、「こんなに遅くなってどこに行ってたの」と言うので「ちょっと山に行って、道を間違えちゃった」と嘘を言ってね。「父ちゃんたちは」と聞いても、祖母は何も言わないの。そうこうしているうちに兄と二人で帰ってきた。そしたらね、物干し竿を持っているんだよ。二人とも。なんで竿を持ってるのかなと思ったの。その時は言わなかったけれど、後で父親から聞いたのは、「実は、お前が納屋にいないから、川入って死んだんじゃないかと思って、日が暮れるのを待って、二人で川の深いところを探った。だけど見当たらないから、翌朝早く来てやろうと言って戻ってきたら、お前がいた」って。療養所に入って落ち着いてから聞いたことだけど。

堰を切った涙

そういうことがあって、家を出て療養所に入る決意をしたわけです。昭和二七年（一九五二年）三月五日のことでした。

いつも人目につかないように裏口から出入りしていたので、その日も裏口から出ようとしました。そしたら父親に、「お前、今日が最後だから表の門から出なさい」と言われました。親になって分かったけど、親の気持ちがそこにもあったんだなあ、と思って。それで、一度裏口から出たんですけど、もう一度入りなおして表から出ました。

「お前、もう二度と戻ってこないんだから、忘れないようにしっかり目に焼き付けておきなさい」そう父親が言いました。十五年間を過ごした家を見て、目が熱くなりました。それから、人目を避けて堤防沿いを歩き、迎えの場所へ向かいました。

車に乗っていた看護婦さんは、白衣の上に、人目につかないようにレインコートを来ていて、白いキャップもはずして、普通の恰好で僕のほうに歩み寄ってきて、近くに来たら、いきなり抱きしめてくれたんです。「つらかったわね」と言われた時には、僕はワンワン泣いたんですよ。なぜかというと四年間は、まったく言葉をかけてもらえなかった。近所の人からもね。僕と道で会うと、女の人が「キャーッ」って逃げていくんですよ。抱きしめてもらった時には、堰を切ったように泣いてね。鼻水やよだれでレインコートが汚れたから、「ごめんなさい」と言うと腕で抱きかかえてくれて、三月の静岡はまだそれほどあったかくはなかったけれど、彼女の体温が伝わってくるんだね。あの温もり、人の愛情を肌で感じた感激は、いまだに忘れません。
車の中で、担当者から「国立療養所の駿河療養所と復生病院とどちらを希望しますか」って聞かれたけれども父親も分からなくて、僕も療養所といっても知らないからね。だけど、さっきの看護婦さんの病院に行きたいということを言ったら、復生病院に入院が決まりました。

【注】

（1）後遺症が残らずに、たぶん治った
アメリカで特効薬プロミンの効用が確認できたのが一九四三（昭和一八）年。日本では一九四七（昭和二二）年に確認され、二年後に全生園で治療を開始した。半年後には獲得競争があって、全国に広がり、全患協（全国ハンセン氏病患者協議会）が働きかけて予算を得て行き渡るようにした。新薬の普及過程は、自宅で隠れて生活した時期と重なっている。

（2）無癩《らい》県運動
すべての患者をハンセン病療養所に隔離して、在宅患者や放浪患者がその都道府県に一人もいなくなることを目指した運動。一九三一（昭和六）年の『癩予防法』公布により絶対隔離政策が実施され、一九三六（昭和一一）年に開始されたハンセン病患者「二十年根絶計画」でさらに強化された。

各県の衛生当局は警察の協力のもと、住民の投書や噂を根拠にしてしらみつぶしに患者を見つけ出し、まるで犯罪者のように各地の療養所に強制的に送り込んだ。患者は行動や居住の自由、教育を受ける権利や職業選択の自由、婚姻の自由など、人としての基本的権利が奪われ、尊厳が踏みにじられた。医学的にも公衆衛生学的にも誤った、反人権的な政策が官民一体の運動として行われた。

〔解説〕

ハンセン病と社会の差別

――強制隔離・患者根絶の国家犯罪

ハンセン病は「らい菌」によって引き起こされる慢性の細菌性感染症。「癩病《らい》」と言われていたが、らい菌を発見したノルウェーのアルマウェル・ハンセンの名から、現在ではハンセン病と呼ばれている。

主に末梢神経と皮膚が侵され、感覚異常、皮膚のただれ、視力障害等の症状が現われる。しかしこの病気そのもので死に至ることはない。

らい菌の感染力はきわめて弱く、発症もまれ。現在、開発途上国などで新規患者が確認されるが、衛生環境や栄養状態が非常に悪いところに発生している。日本では戦中戦後に衛生・栄養が劣悪だった結果、新規患者数が一九五〇年代始めにピークを迎え、その後は急激に減少した。

一九四三年（昭和一八年）に特効薬プロミンの治療効果が発表されたことで、ハンセン病は治癒する病になった。その後、新薬も次々に発見され、現在では、薬剤の併用療法などにより障害を残すことなく、外来治療で完治する病気となっている。

ハンセン病に対する最初の立法は、一九〇七年（明治四〇年）制定の法律「癩予防ニ関スル件」。「脱亜入欧」「一等国」をめざす日本は、放浪するハンセン病患者が欧米人の目に触れることを国の恥と考え、その一掃を図った。

この法律は一九三一年（昭和六年）に「癩予防法」と名前を変え、国家主義を色濃く反映させた。「民族浄化」「無癩日本」を掲げて、全ての患者を根こそぎ強制収容して社会から隔離する政策が推進された。それを象徴するのが官民一体の「無癩県運動」で、患者を探し出しては療養所に送りこんだ。

患者の収容や家屋の消毒は見せしめ的に行われ、人々の恐怖心をあおり社会的差別を決定づけた。

収容施設の多くは海に囲まれた小島や人里離れた山あいに作られた。高い塀や柊《ひいらぎ》の植え込みが患者の逃亡を妨げた。物語りにもあるように、入所時に所持していた現金は療養所内でしか通用しない「園券」に交換させられた。国立療養所での生活は、患者に服従を迫る「患者心得」によって律せられ、各療養所所長には懲戒検束権が与えられた。「療養所」とは名ばかりの、強制収容施設といって過言でない。

強制された過酷な労働と劣悪な栄養状態の結果、病はむしろ悪化し、感覚麻痺に伴う怪我が重い後遺症と障害をもたらした。


プロミンの登場以後、世界は人権尊重を主眼とする開放処遇や外来治療政策が次々と推奨されたが、日本では戦後憲法下においても患者を強制隔離する「らい予防法」（一九五三年）が制定された。医学的にも公衆衛生学的にも誤った政策が、一九九六年の法律廃止まで続いたのである。この結果、いまだに根強い差別と偏見が残されている。

第二話

強制収容
――十五年にわたる療養所生活

洗礼後に神山復生病院の皆さんとともに
前列中央はアンチェン神父、左端が十六歳の著者
（一九五二年十二月二十五日）

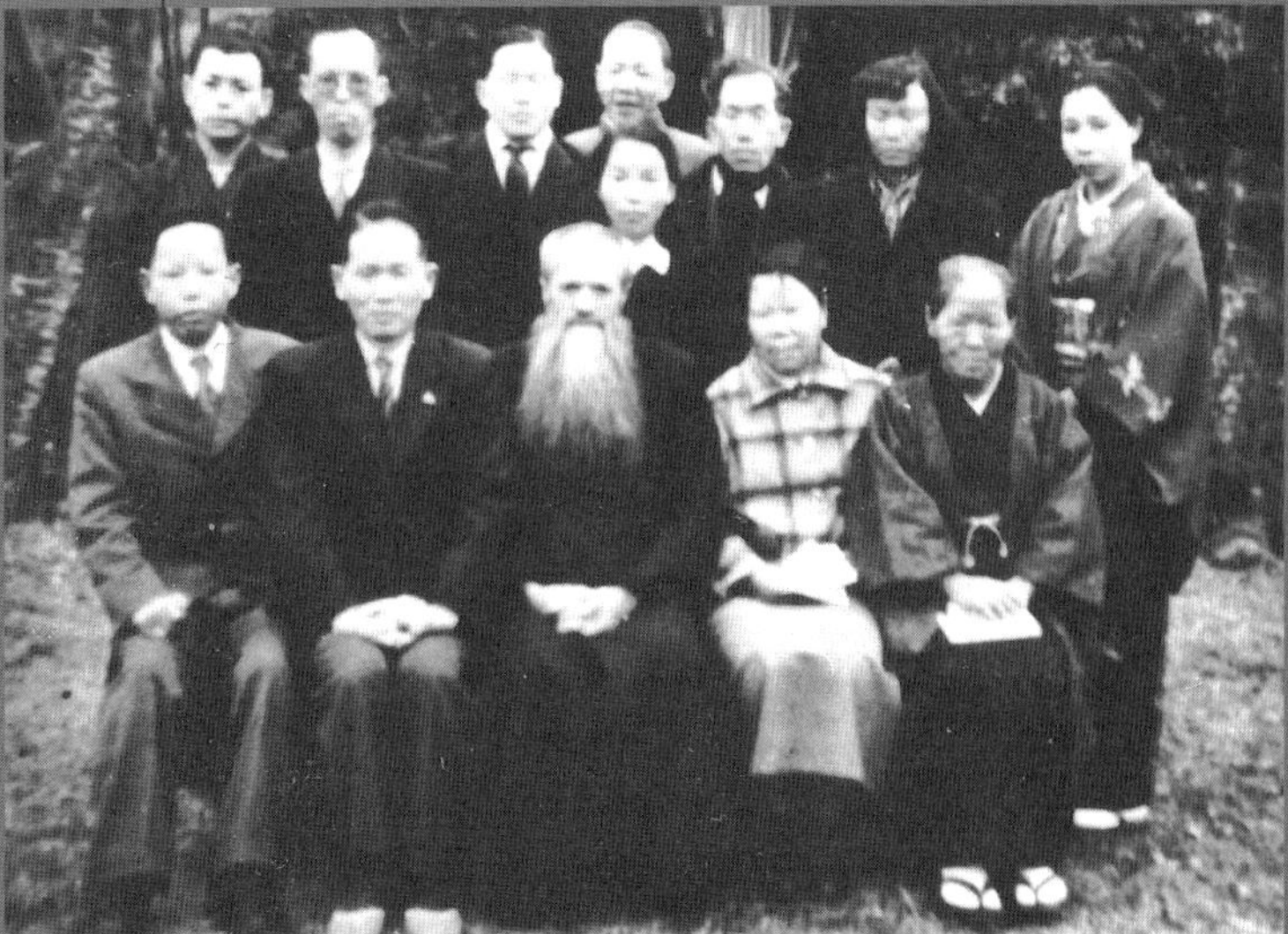

(1) 療養所での労働と医療

御殿場は夏は涼しくていいんだけど冬は寒くて、僕が入ったころは暖房といっても炭だけ。囲炉裏《いろり》です。

あの時、六十歳ぐらいのおじさんと、四十代のおじさんが二人かな。とにかく僕が五人目でした。部屋は十五畳ぐらいだったかな。寝る時は一杯いっぱいでね、僕はいつも廊下で寝かされていたんです。板の間に。真ん中に囲炉裏が切ってあるから、部屋の隅の畳一畳が使えない。それで火を絶やさないようにつけていてね。お前は若いんだから、元気だからって言われて、板の間におかれてさあ(笑)。もう牢屋と一緒ですよ、年上が幅きかせちゃてて(笑)。

洗濯もお湯がない。僕らが居た頃の御殿場は、一月二月はマイナス二～三度は当たり前でした。そういう中、水で洗うんですよ、水で。だから、みんな手を悪くしちゃうんだね。

看護と当直

あの当時は、患者が患者の世話をしていたんです。僕なんか若いからね、足が不自由な年寄りたちの使いっぱしりさせられました。タバコ買ってきてとか言われると「はい、分かりました」って。それで、洗濯なんかもやっていると、ついでにこれもやっといてくれって、持ってくるわけですよ。彼らは手も不自由だしね。今は洗濯機あるから便利だけど。それで、僕らは手に感覚がないですからね、小さい石鹸なんかで洗っていると、手をこすっちゃうの。で、洗っている間に色が変わってくる。あれ、色物のシャツ洗ってるわけじゃないのに、なんでこんなに赤くなるの？　そしたら血が出てるんですよ。それが分からないのが悲しいんですよ。僕は目が見えるからね、気が付くけど、盲人の人は分からないから、血だらけにしちゃって洗濯しているんですよ。それでもね、職員が洗うとか、そういうのは当時なかった。

僕の場合、当直はしなかった。当直をやる人は手がよくないといけない。寝間着の紐をしばってやったりする、そういうこともあるからね。僕がやっても助手で、尿瓶を替えて洗ってやったりするくらい。身体の介護は両手が利かないとできません。熱を出した人には、身体を拭いてやって着替えさせてちゃんと結んでやらなきゃいけないけど、僕は結べないからさ、ほどくことはできるけどね（笑）。

当直は元気な人がやってました。昭和三五年（一九六〇年）ぐらいまでやってたんじゃないかな。冬は寒いからストーブ焚いて。シスターの欠点は、すぐ西洋式に変えちゃうこと。病室をタイル張りにしたりして。そうすると御殿場は夜、冷えるから困る。

だるまストーブで、薪を燃やして暖をとるんだけど、薪は九時頃入れても十一時頃になると燃えちゃいます。また新しいのを入れるでしょ。だから一晩で二回は燃やすことになる。

でも当直は仮眠しています。仮眠室があったんです。その頃はまだ看護婦の当直はなかった。それでは困るちゅうことで看護婦の当直ができて、別の部屋に交代交代で泊まって、ブザー押すと降りて来るようになりました。

一番最初、患者の仕事から職員に代わったのはそこでした。外の仕事は退院するまでずっと変わらなかったと思います。

あの時代だから、外の仕事はやることが当たり前だと思ってました。ずいぶん残酷なことされたと思うけど、当時は患者が働かなければ病院が成り立たないんです。人がいなくてね。

このことを、あまり表で言ってもらっちゃ困るって言われました。相模原の教会に浜崎神父がいますが、僕は彼とすごく意見が合うんです。世間には療養所が患者さんの世話をしているようにみせているけど、実際には患者は労働に使われて、手足が不自由になった、それはもう生きて行くためのことだから仕方なかったけど、そういう事実は事実としてありのままに伝えた方がいいと思う。

僕が神山に入った昭和二七年（一九五二年）当時、患者は百人ぐらいいました。退院する昭和四三年（一九六八年）ころは、六十人ぐらいだったと思う。

患者同士の揉め事はあまりなくて、囲碁や将棋やってて、待った、待たねえぐらいのことはあったけど（笑）。でも、普通の生活で喧嘩はまず無かった。

神山には在日の人も七～八人おったけど、患者同士の偏見・差別はなかったね。言葉がちょっと違っていて、アリラン歌ったり、ギター弾く人もいて、すごく哀調帯びた曲だった。だいたい本人が言わない限り、まわりは聞かなかった。どこで生まれて何していたかとか。でも、親しくなると自分から話すんだよ。俺は韓国でね、強制的に引っ張られてどこどこの炭鉱で石炭掘りやったとかね。

男女比は圧倒的に男です。若い僕らの年代の人は結構いたけど、同じ年代では僕が一番後遺症が重かった。彼らは早く収容されたから良かったんですよね。僕なんか家に五年居て、かなり悪くしましたから。

厳しい労働と指の切除

指つめたのは復生病院でのことです。今みたいにガスも何もないころ、冬は薪で炊事から暖房まで一切をやっていました。

東名高速の駒門パーキングの近辺が復生病院の土地だったんです。昔は原野で、詳しいことは知らないけど、宣教師が本国からお金を送ってもらって土地を買って、そこに将来を見据えて雑木の苗木ね、クヌギとかを村の人に日当払って植えてもらった。三十町歩あったっていいます。

一年に一町歩ぐらい木を切るんだけど一町歩というとかなりの量になる。雑木でもね。炭窯も土手を利用して穴を掘って、患者が作りました。三つあったと思う。炭にするのは一メートルぐらいの長さに切るし、炊事場で使うのは三十センチぐらいに切った。僕らが山から切り出してきて、山のように積んである木を、今度は切るわけだけど、一本の木から、薪だったら十本ぐらい取れたかな。

力のある人が薪割りやりました。僕は手が悪かったからそれはできなかったの。ノコギリを引くのはできました。だけど手に感覚がないから、やっているうちに血豆ができる。手の腹に。普通の人は血豆ができれば痛いからやめるよね。だけど感覚が無いから一生懸命にやってる。そのうちにノコギリの柄に血がついてるじゃない。それでやっと、俺、血豆つぶれたって処置するんだけど、仕事は休めない。また仕事に出て、今度はかばいながらやるから他の指に血豆ができて、バイ菌が入ったりするとなかなか治らない。

だから先生に言わせると、らい菌で悪くなったんじゃなくて、普通の雑菌が入って化膿して悪くした。普通なら痛いから使わないし、ちゃんと治療すれば治る。ところが感覚が無くて痛く無いから、普通なら考えられないけどそうなってしまう。だって手がざっくり割れていれば、普通はノコギリ引けるわけないんだから。

足だって、普通の人は生爪が剥がれたら、痛くて辛抱しながら歩くでしょう。それが平気だからね。ある時、おじさんが板をくっつけて歩いているから、「おじさん、板がくっついてるよ」って言ったら、「エー」ってね。長靴履いてて釘を踏んじゃった。りんご箱を崩したやつが釘を抜かずにあったんだろうね。それ踏んじゃって、もう少しで足の甲を突き抜けるぐらいでね、それで本人知らないんだもの。

それで、遠くから見ると、なんかピタピタ板が付いて歩いているから、おかしいなと思ってね。長靴見たら血だらけ。そういうのがハンセンの特徴です。痛くないから、傷があったって歩くから治らない。それが「裏傷」(注1)です。そうなると、僕らの手を見れば分かるけど、タコみたいに皮膚が硬くなっちゃって、なかなか治らない。

後から来た整形の先生が、傷ができたら絶対に使っちゃダメだと言いました。安静にすれば治るからって。だけどその当時、豆ぐらいでね、今日は仕事休むって言ったら怒られるんだもの。患者自治会の中に作業分担があるんです。部長は自分の成績上げたいから、仕事の捗《はか》いかすために、「指がそれぐらいで甘ったれるな」って。自分たちでやらなきゃ生活できないって言われりゃ、年が若い者は言うこときかないわけにいかないじゃん。

プロミンが効いて、菌が死ぬと表に浮いてくるんだよね。赤くなって出てきます。その時、熱が発散して多い時は三十八～三十九度くらいになる。だけど三十七度なんて当たり前ですよ。それがおさまると、赤くなってた顔が普通に戻るの。そういう時はね、普通安静にしていないと駄目なんだよね。だけど僕らね、三十七度くらいで仕事休むというと、怒られた。三十七度なんて、熱のうちに入らない、みんな同じでやっているんだから、子どもだからってわがまま言っちゃ駄目だって。

刑務所は、七度五分が基準だそうだけど、ハンセンの場合は三十八度。八度あれば休んでいい。七度代だとね、そんなんで寝ていたら仕事にならんちゅうて。刑務所は年季がくれば出られるけど、われわれは年季がないんだもの。無期懲役と一緒でした。

患者自身の強制労働

それから農作業がきつかったです。お茶を作ったり、里芋作ったり、みんな患者が作るの。だけど、わりと農家の人が多かったんだね。お茶も、病院の中で製茶したんですよ。製茶と言っても、機械が一つしかない。蒸すのと製茶と同じ機械でやっちゃうからね。荒いんです。葉っぱがそのまま乾燥しているお茶だけど、味は良かった。

とにかく、ありとあらゆることをやりました。だけど僕らに、「感覚がない」というのが致命的でした。

炭焼きを手伝った時は、火を止めて一日二日たっても熱いんです。窯から出した炭って。今なら手袋しますが、昔は手袋もなかった。素手ですよ。素手だと熱いから、健常者の人はすぐ気づいて離すけれど、患者さんは感覚がないからね。手に取って回す間に火傷しちゃうのよ。それで後で気が付くの。手が真っ赤になっちゃって。

こりゃ駄目だということになって、釜から出すのを一日遅らして、炭が完全に冷えてから出すようにしたの。でも、そうすると次にやる時にね、窯が冷めてる。一人、患者で炭焼きの経験のある人が居て、これだと一から窯を作らなきゃいけないっていうんです。その窯自体も、患者たちが作りました。

だから本当の自給自足だね。それで傷だらけになっちゃってね。今だったら拒否できるだろうけど、当時は嫌だって言えなかったのよ。

百人くらいの病院だったけど患者の自治会があって、衛生班とか人事部もありました。人事部は何をやるのかっていうと、部屋の割り振り。結局、言葉は悪いけれど、誰ともそりの合わない人が居るの、一人や二人必ず。そんな人を誰と一緒にするかっていうと、新入りのところに来ちゃうわけ。だから、後から入った人は難儀する。

そういう生活をまる十五年続けました。普通だったら、療養所は病気で入るところだけど、昭和三五年頃までは、ほんとに毎日が強制労働。当時はいいか悪いかも判断できませんでした。今だったら、反旗ひるがえしたかもしれないけれどね。その頃は、「洗脳」って言ったら語弊があるかもしれないですけどね、それは確かにあるんですよ。よく新興宗教になんでくっついていくのかな、と思うでしょ。そういう境遇になっちゃうと、目に見えないものに縛られたりするんでしょうね。だからこんな、あんまり立派でないクリスチャンになっちゃったんだけどね（笑）。

ハンセン病の兵士

こんな話もあります。ある社会復帰した女性が荒川区で講演を頼まれて行ったら、年配のおじさんが聞いていたそうです。講演が終わった後、「今日は自分をふり返る、いい機会を与えてくれた」「僕は現役の頃、南洋の憲兵で、部隊に結核が出ると本国に送ったけれど、ハンセン病の場合は置いていくしかなかった。ハンセン病にかかった兵は、思いっきり鉄砲で撃ち殺してくれと懇願したが、『この鉄砲と玉は、天皇陛下から授かった尊い武器だ。らい病を殺す訳にはいかない』と言って、五~六人に穴を掘らせて、『寝ろ』と言って生き埋めにした。それを、何の疑問もなしにやっていた。当時、懺悔の気持ちはなかった」という。

ハンセン病は、本当は感染力はとても弱いのだけど、当時、病気がうつると言われて部隊に置いておかずに、当地で「処置」してた。それで本国の家族には、「戦死した」と伝えていたって。だけど、「あなたの講演を聞いて、自分のやった行為は本当に残酷だった。申し訳ない。罪滅ぼしにご自宅まで送らせて欲しい」と言って、腕を抱えて駅をずっと歩いたそうです。

また、戦後のことだけど、こんな話も聞きました。足の水虫が治らなくて、赤チンも効かなくなって、外科の先生に診てもらったら「手術すれば治るよ」って簡単に言われたそうです。「じゃあ、お任せします」って言って、手術したんだけど数日後に、看護婦が包帯取り替える時に見たら、親指だけ残して指がない。理由を医者に聞いたら、「指があるから水虫になる。指がなければ水虫にならない」と、いとも簡単に言われたそうです。

その医者、ジャングルの部隊について回った元軍医で、兵隊が砲弾で足や手をやられると、手っ取り早く切っちゃったらしい。時間かけるわけにいかないから。切断すれば一週間で動けるようになるんだと。

だから傷痍軍人は、義肢や義足がいっぱい居たんだね。そういうのを当たり前のようにやってたらしくて、戦争終わってもやってたそうです。ハンセン病の患者なんて、人間と思っていなかったんだろうと思う。

患者の埋葬

療養所生活で一番可哀そうだったのは、治療がよくないから、一年に何人か亡くなるんですよね。毎年、入ってくる人数分、亡くなっていた。

それで、今はちゃんとやるけど、復生病院の仏さんは火葬場で焼いてくれなかったの。だから病院の墓地っていうのは、けっこう広かった。

昔は普通の人でも土葬で、一メートルくらい掘って土かぶせて終わりだけど、ハンセン病の人は二メートルくらい掘りました。はしごで降りて掘るんです。バケツに紐をつけて土を出して。それで、ある程度掘っていると、前に埋めた骨が出てくる。それをまとめて置いといて、最後、いちばん底に入れて、土をかぶせて平にしちゃう。その上に、新しい遺体を下ろす。だからもう合体だよね。一つの幅に四人～五人くらい入ったというからね。お墓まで、差別されていたんです。市の火葬場が利用できるようになったのは、僕が退所してからです。だから、昭和四〇年以降だと思いますね…。昔はいろんなところに、差別がありました。

療養所の医療体制

僕が入った神山復生病院は、療養所としてはかなり歴史のあるところでした。経営母体が修道院で、カトリックのシスターたちが運営していました。信仰で教育されているシスターたちには、あまり社会の尺度というのはなくて、人間関係では相手を傷つけるようなことは言わないけれど、患者の気持ちを酌むというのもあまりありませんでした。「我慢の美徳」「不平不満を言ってはいけない」「神様に祈りなさい」等、修道院の教義を少し拡大して僕たちに接するわけです。僕たちは別に、修道士目指してるわけじゃないしね、病気を治すという気持ちで入ったんです。実際には当時、小さな病院だったし治療といっても無いですよ。当時プロミンという特効薬が出始めていましたが、おそらく経営母体関係の外国のルートから入ってきたのか、わりと患者さん全員に行き渡るようになっていました。

ただ医療スタッフがお粗末でした。常勤の女医さんが一人居ましてね。一人だから、本職は眼科ですが、内科・外科なんでも屋です。でも、なんにもやらないんですよ。消毒なんかも、今思うと本当に、恐ろしい。消毒したガーゼを、ふつうの板ですよ、板の上に置いておいて、その次の患者には、その裏返しを使うんです。消毒液はあっても、資材がないから。いまあんなことをするのは、医療の世界で考えられないですよ。ハサミだって、前の患者さんの傷を切って血のついたものを、クレゾールに浸して、こちょこちょっとすすぐと落ちるんですけど、それでいいってことにしてました。今思うと「ごった煮」でした。

　実際に資材がないっていうのと、患者は適当でいいというのと。患者を人間として、認識していなかったんじゃないかと思う。それでいて、文句を言うことはご法度《はっと》です。「感謝しなさい」って言って。聖書には、たしかにそういうのがありますけれどね。「汝不平を言うなかれ」「汝逆らうなかれ」、いろいろあるようだけど、それをそのまま患者の管理に持ってきたって、どだい無理なんですよ。

　だから僕が居る間で、医療がそれなりに整ってきたのは昭和三七~八年（一九六二~六三年）頃のことです。一応、新しい包帯を使うようになりました。それまでは、汚れた包帯を苛性ソーダで洗って使っていました。

　チリ紙は硬くて、立ってしまうほど。今のは柔らかくて立たないでしょ。そういう状態です。日常使うタオルも、使っては洗ってを繰り返して、スダレみたいになっても使ってました。今の雑巾の方がよっぽどきれいですよ。物がないというのはそういうこと。我慢しなきゃいけない状況でした。

　ただ食べ物は、近くに米軍が駐留していたので、牛乳とかパンとか、トラックで持ってきたんです。それで箱ごと置いていくの。後で聞いたら、わりと消耗品は、司令官の裁量で持ってこれたそうです。コーラなんて、御殿場で最初に飲んだのは復生病院の人たちですよ。いばるようだけどね（笑）。

(2) 無意識に身についた人としての基本

盲人の背中

僕は療養所に入った時、正直、字が読めなかった。戦争中の小学校だったから。療養所にいた鎌倉市出身の人がね、「石山君、療養所に居ても勉強だけはしたほうがいいよ。外国の言葉はいいから、自分の国の言葉だけは読み書きしないと、人間として成長しないよ」って言われて、「俺が教えてやる」って言ってくれたの。

だけど視覚障がい者だから自分では読めないからね。彼の短歌の本やなんかを読んでやるのだけど、昔は旧仮名遣いの、お目にかかったことのないような難しい字ばっかり書いてあるでしょ。だから字を飛ばすと、「今、一句抜かしたね」って言うから、「俺、こんな字読めない」って言ったの。「偏《へん》はどうなってる?」って言うから、俺、「どのへんですか」って（笑）。

僕は、偏とか旁《つくり》というのも知りませんでした。だから必死に覚えたの。「カタカナのイで左側にくっついているのは」「それは人偏だよ」って。とにかく、辞書を使って勉強するといいと言ってね。図書室の辞書をほとんど占有して、新聞とか雑誌を読みました。ノート十冊くらい書いたんです。やはり真剣になってやると、人間覚えるんだね。だからやる気だね、問題は。七～八年かかりました。大学と大学院に行ったと考えればいいかな（笑）。

今考えると、楽しかった。背中に書いて覚える。黒板でなく、その大先輩の背中で字を覚えたってことはね、考えてみたら、これは大事業だよ。あの人がいなかったら、字も知らない、ものも知らない。僕は療養生活ふり返ってみて、字を教えてくれたその人は人生の師匠だったな、と思ってる。

ずっと後のことだけど、僕が社会復帰して子ども三人生まれた時は、すごく喜んでくれた。「お前の子は、俺たちの孫だなあ」と言って。一回ね、会いたいというから連れていったの。でも目が見えないから分からないじゃない。結局触るでしょ。だけど手に感覚がないから、触っても分からないのよ。だから大まかな説明をしてね。「こんな子どもさん居て、俺は嬉しい。本当の孫のように思う」「だから、死ぬとき子どもを連れて来て棺を担いで欲しい」と言ったの。子どももその頃には大きくなってるから担げるから、来るよ、と言ってね。亡くなった時、もう棺でのお葬式はしなくなっていたけれど、参列しました。

父への手紙と同室者の叱責

忘れられないことがあります。

僕が入院して七～八年経ったころ、昭和三五年頃かな、まだまだ法律が厳しかったころ、もうその時は治っていたんだけど。昭和三〇年には、無菌が確認されて治っていたんです。

先生が、「石山くん、もう検査してもマイナスだから」と言われて、僕はもう治ったなら、帰れると思ってね。家に手紙を書いたの。病気が治ったから家に帰りたいってね。そしたら、返事がなかなか来なかった。十日くらいたってから、父親は相当考えたんだろうね。返事が返ってきましたよ。「治ったのはおめでとう。しかし、お前が今帰ってきても居る場所はない。兄貴にも縁談の話が出ているから、お前辛いと思うけど、今の場所に居たほうがお互いの幸せにつながると思うから、考えてくれ」ってそれしか書いてなかったの。

なんだ、これどういう意味だと思って、同じ部屋にいたおじさんに、親父からこんな手紙が来たんだって見せたら、「お前、こっちへ来い」って言われて張り倒されて。「お前、親に辛い思いさせるこんな手紙、なんで書いた」ってね。この短い文章をお父さんがどういう気持ちで書いたか分かるかって、親父に叱られるみたいに怒られてね、「なんでだ」って言ったら、子どもが帰りたいっていうのに、親が帰ってくるなって言えないだろうと、お父さんも考えた末に「お互いの幸せにつながるから」って、そういう書き方したんだって。なんで親の気持ち汲んでやれないんだって。ほんとほっぺた叩かれたよ。

この病気になったら故郷があると思うなと、みんなそういう道を歩んできたってね。家に帰りたいなんて甘ったれだって。お前は癩《らい》病になりきってないんだって。ここに居る人はみんな望郷を断ち切っているって言うんだよ。だから二度とこんな手紙出すなって。言われてハッと気がついたよ。先輩の話はみんなそうなんだよ。

逃走の手助け

だけどね､富士宮から来た人が居て､その人は四十二､三歳で子どもが小さかったの。それで、いつも奥さんから手紙が来てた。農家は忙しいけど、お父さんが病気だから手伝ってくれる人が居ない、頼むから、お父さん帰ってきてって。泣きながら、その手紙を見せてくれた。治っても、そのことを手紙で出せないと言ってってね。治っていても、退院させない法律があるから。だから公には退院できないんですよ。

他の人は偽《にせ》の戦法で、例えば、父親や母の危篤だと言って電報を打ってもらうわけよ。そうするとその時だけ、特別に、院長が一時帰省の許可を出すの。その許可があれば、駅で切符を売ってくれたわけです。そうして、そのまま帰って来ないんです。逃亡ですね。

だけど彼はね、そういう偽の電報も打てなくて、困ったものだと皆で言っていたら、「僕は歩いて帰る」って言いました。彼の故郷を目指して､十里木《じゅうりぎ》から白糸の滝へ抜けるって言ってね。十里あるって聞きましたよ。四十キロ。六月頃かな､「明日､無断で帰るから心配しないでくれ」って皆に言ったの。だけど、今みたいにコンビニがあるわけじゃないし、クマが出るくらいのところだからね。みんなして、彼を助けてやろうって言って、前の晩に出たご飯を食べずにおにぎりを作ってね､五～六人で協力したかな。炊事のおばちゃんに内緒でお塩をもらってきてね、傷まないようにって、お塩でまぶして、竹の葉で包んで。水はどうするかってなって、そしたら水は小川で飲めるからって。朝四時ごろ「ありがとう」って言って人知れず握手して、見送った。

半月くらいたったら、ハガキが来たの。文面は忘れたけど、こちらに分かる内容でね、着いたよってね。彼はね、僕が退院する直前だったね、十年くらいたって、その頃には自由に出入りできるようになったから、やって来た。「おかげで子どもも学校卒業して社会人になったから、僕はもうどう言っていいか分からない。当時、助けてもらった友情を忘れられない」って言ってね。彼も生きていれば百歳くらいかな。そういうこともあったんです。

人との会話の大切さ

人間というのは、会話がどれだけ大切か、どれほど生きる力になるか、というのをしみじみと思いましたね。四年間一人でいたので、どう会話していいのか分かりませんでした。寮の先輩に向かって、田舎の少年だったから、つい「あんた」って言っちゃったのよ。五十歳くらいの人だったので、「年上に向かって、あんた、はないだろ」と言われてハッとして「ごめんなさい」と。学校出たてで発病して対人関係もなかったんで言葉が分からなくて、と言って説明したら、おじさん怒らなかった。「やむを得ないよ。だけど、これから大勢の中で暮らすんだから、やはり先輩は先輩として、言葉には気をつけて話したほうがいいよ」ってすごく優しく教えてくれました。そういう中で、少しずつ、人間関係を覚えていきました。しつけっていうのは、農家ではなかった。でも、療養所入って、本当にたくさんのことを学ばせてもらいました。他人との付き合い方も学んだと思う。

療養所の頃から、いまだに友情でつながっている人がいます。女性二人と俺とで「三人会」をつくって今も付き合っている。

新潟の大震災があった年だから昭和三九年（一九六四年）かな、彼女たちは新潟大学の看護学校の学生でした。社会での体験実習をレポートに書けと言われて、一人がカトリックの信者さんで親友を誘ってやってきた。だけど当時、初めて会った若い子に、自分のことを語る人はいなかったのね。シスターが僕に、相手してくれるって聞くから、いいよって。クリスマスの頃だったから冬休みかな。彼女たちは一週間いました。でも、それで終わらなかった。

佐渡に招待するから来てっていうことで、約束したの。その翌年の五月ごろ佐渡に行くことになりました。そしたら、僕と同じ浜松から神山に来たおじさんが、「俺も連れてってよ、行ったことねえから」って言うのでいいよって。奥さんは健常者なんだけど、私も連れてって欲しいって言うから一緒に。

ホテル手配したら、友達の子が急の用事で行けなくなって、その子の姉さんが代わりに来て四人で行きました。二泊したかな。そしたら今度は、浜松の人の在所がみかん農家でみかん狩りに招待してくれて、佐渡に呼んでくれた子はお母さんもついてきたの。広いところに雑魚寝してね。

彼女ら卒業して看護婦さんになって、一人はお医者さんと結婚して、一人は山登りで知り合った青年と結婚した。その夫たちとも親戚付き合いしています。

いちばん長くつきあっている社会の友達です。昭和一八年（一九四三年）生まれだからもう七十五歳。結婚して姓が変わって、北條良子さんと桜沢友子さん。この二人と御殿場にいる看護婦さんの綿貫六子さんの三人が、忘れられない友達です。

らい予防法でがんじがらめの職員

入ったところが宗教病院だから、朝晩お祈りするでしょ。それが義務でした。だけど僕は、宗教に惹かれて行ったわけじゃなかったから。たまたま病気で入ったところがそういう病院だったわけだけど、ここで人間として生きていくための大事なことを教えてもらいました。

朝晩の務めは正直嫌だったなあ。正座してお祈りするでしょ。だけど、習慣というか、最初は義務的にやっている間に自然に良いところを吸収しました。

たとえばシスターが、我々を人間として扱ってくれたこと。あれは、今の僕の基礎になっていると思う。シスターは患者の尊厳を傷つけることがなかった。患者だからって見下したような言い方はしなかったね。

「ああ、元気、元気」なんて言って両手で触ってくれた。外国人ってすぐハグするじゃん。俺なんかもハグされた。だけどシスターだって女だからね（笑）、そういう気持ちはなかったけどね、清純な心だったから（笑）。彼女たちは、やっぱりどこか違うんだろね。

人権意識というか人道主義というか、相手を傷つけることは言わないし、態度もとらない。俺は、ああいう人生を見て、人をいじめたり、人の悪口を言ったりしないというのが自然に身についた。

そこにいくと日本の職員は、自分の職場を離れて私服になったときは絶対に患者に触らないんだから。手なんか絶対に握らないですよ。治療の時はちゃんと触るけどね。消毒して帰るから。だけど園内で会った時はね、患者に触らせなかった。皆んながみんなそうだとは思わないけど、職場を離れると、あんな汚い人の世話いやだという。

うちの女房は、「あまり患者と親しくしない方がいいよ」って言われたと言っています。彼女なんか患者地区に私服で来て、そのまま帰るでしょ。そうすると、「あんた患者地区に行くときは予防服を着ていけ」って言われたそうです。白衣をね。それが規則だって言うんだけど、彼女は、患者地区に行くのにいちいち予防服着て行くのは患者を差別することだと。そういう気持ちを相手に与えるって、自分は差別なんて微塵もないのに、人間と人間としてお付き合いしたいのに、白衣を着て行くことは患者と健常者という印象を相手に与えるから自分は嫌だと。そしたら、私服で行ったんなら、寄宿舎に帰ってくるときは消毒器の中に入れて、消毒して来なさいって言われた。それくらいの気持ちが職員にはあったのよ。

人間の基本的なところで、シスターは絶対に守ってくれたよ。だから、さすがにアーメンやっている人は違うなって。おれっちはソーメンばっかり食ってるからって（笑）。そういうこと平気で言えたの、俺。そしたら呆気にとられて。悪気があって言ってるわけじゃなく、冗談言いながら話していたけど、よく考えたら、大して勉強もしてきたわけじゃないけど、人間として言っていいこと悪いことが、自然に自分の身につきました。

河口湖めぐりのバスツアー

キリスト教の病院だから規則と宗教的な縛りがあったんですよ。それで、無断外出も、処罰は受けないけど、かなり説教されるわけ。でもこの前シスターに、「今になって考えてみたら俺は社会復帰の前段階で実習してたんだ」って言ったんだよ。「ああ、そうだ、そういう風に解釈すれば、あんた勇気のあった人だね」って今頃になって評価してくれてるけど、無断外出してました。

僕はなにしろ第一号が好きなもんで、これも復生病院の第一号。

職員はバスで来るでしょ。僕はバスってどうやって乗るのかなって思って、ある日、バス停で見てたんです。そしたら手もあげないのにバスが止まって、車掌が降りてどうぞお乗りくださいっていうから、乗っちゃった。御殿場駅まで行ったけど、お金はちょっと持ってました。

実は、どこの療養所でも、入所者に本物のお金は持たせないんです。現金は事務所に預けて、「園券」って言って、ブリキを三角とか四角にしたものを使います。本物のお金持たせると園の外に出ちゃうから。それを防ぐために世間では使えないお金を持たせたわけです。

父親が面会に来た時、千円だったかな、小遣い置いていったの。それを大っぴらにもらったなんて言うと、園のお金に換えられちゃうからね、黙って引き出しにしまってました。それがたまたまポケットに入っていた（笑）。

それで御殿場駅行って、行く当てもなかったんだけど、ひょっと見たら「富士五湖行き遊覧バス」って言う看板が出てたの。それでよく見たら、「河口湖遊覧」って書いてあった。そこんところに添乗員の女の子が旗持っていたから、これは誰でも乗れるんですかって聞いたら、「乗れますよ。お客さん乗ってください」っていうから、いくらですかって聞いたら、お弁当付きで五百円だって言うの、当時ね。それで乗ってね、河口湖行ったんですよ（笑）。

あの時お客さん二十人くらいで、遊覧船に乗って湖上を一周して、食事して、それでツアーの人たちが記念写真撮るっていうの。俺、入ったら悪いと思って、端っこによけていたの。そしたら、わざわざガイドさんが、「お客さん、来てください。一緒に入りましょう」って言うから、俺、いいよっていったら、「みんな仲間で、乗合だし他人ばかりだけど」って言うので、しょうがないから、端っこに遠慮して。そしたらガイドさんがそばに来て二人で並んだみたいに撮ったのよ。キャビネだよね。ロープウエイで降りて飯食っている間に、ちゃんと写真ができきて、くれたんですよ。そしたらちゃんとガイドさんと並んで写ってた。

神山に帰ったらね、部屋の人が「お前、昼飯も食わずにどこ行ってたんだ」「園中探したけどいなかった」って言うの。「ちょっと散歩に行ってきた」って答えたけど、どこ行ったたってしつこく聞くから、写真見せたんだよ。なんだこれって、写真見たら「河口湖遊覧」って書いてある。「お前、奇想天外だな。こんなの分かったら追い出されるから、誰にも見せるな」っていうんだよ。それで隠してたら、そのオヤジが「こないだの写真、もう一回見せてみろ」って言ってね。

健常者のことを「壮健さん」っていうんだけど、「お前、壮健さんの女の子と並んで撮って、なんともなかったか」というから、別になんともないさって言ったら、「お前、クソ度胸あるな」ってね。そのころから社会の実地訓練やってたと思ってます。

これ絶対隔離の頃のことだからね。考えられないことかもしれないけれど。うっかり患者がそこらにいたら、すぐに電話がかかってくる時代だったからね。

だから、僕はもう追い出されるかなと思って、ビクビクしてたけど、シスターはなんとも言わなかった。それで気をよくしちゃって、ちょくちょく園外に行きました（笑）。

眩しいほどのショー

最初は一人で出てたんです。でも一人で行ったって話せないからつまらない。で、「今日はいいとこ連れてってやるからついてこい」って言ってもう一人誘って、最初は御殿場に行ったけど、御殿場はあんまり大きな町じゃなくて、映画館一つしかないんですよ。それで、沼津に行った。そしたら、そいつが病みつきになっちゃってね。行こうよ行こうよって、日曜の度に行くようになって、最終的には、それがバレちゃったの。

シスターに呼ばれて、「石山さん、若いから社会に出たいのは分かるけど規則がある。許可取っていきなさい」って言うから、「許可取ってと言ったって、いいと言ったためしがないでしょ」と言ったんだけど。

でも僕もね、その時先見の明があったのか、当時退院する気はなかったけど、「社会に出た時、慣れていないと困るから、少し社会勉強したい」って、そういう前向きな考えをシスターに言ったら、シスターもちょっと純なところがあるんですね。「それもそうですね。こういうところに隔離されていたら、社会に出た時に、生活が困るから。でもあんまり大っぴらに出ると、規則違反だからね。気を付けてね」って。「気を付けてね」っていうのは、ああ、行っていいってことだなって拡大解釈したわけです（笑）。

それからもう、毎週のように。それでね、男だから、映画じゃつまんないからね。最初は全然分からなかったけれど、大阪から来たおじさんがいて、全然後遺症がなかった。「石山君、今日は沼津へ行こう」って言うから、後についていったのよ。そしたらカタカナで「スト○○プ」って書かれた、えらい派手な看板が出ているでしょう。たじろいだけどね（笑）。まあ、この際、二度と見られないだろうと思ってね、入ったの。そしたら、眩しいほどのショーだったですよ。それは人間の本能だから、やむを得ないですよ。隔離生活してね。シスターたちは白いの着ちゃって全然顔だけでしょ。

僕はね、そういうところで社会に対する警戒心というか、それをわりと吸収しました。平気だっていう度胸はついたの。一つの社会実習だから。

ボンちゃん（聖書と週刊誌）

療養所で僕は「ボンちゃん」て言われてました。

強制収容された時、県の人がね「国立に行けばそういうことはないんだけど、もし私立に入るならあそこは宗教病院だから本は聖書ぐらいしかない」「だから自分が好きな本があったら、慣れるまで持っていった方がいい」って言いました。

納屋に一人でいる時、親父が、可哀想だと思ったんだろうね、『明星』とか『平凡』とか買ってくれた。それをカバンに入れて持って行ったの。病院には、雑誌は『キング』と『婦人画報』の二つしかないんです。娯楽室に。あとは新聞と宗教関係の本ばかり。正直言って、宗教関係の本なんて分からないですよ、知識がないんだから。アーメンっていうからアーメン、ソーメン、ラーメンなんちゃって（笑）、すぐに怒られたけど。
ある時、僕が『平凡』見ていたら、入所してたおじさんが「どんな本か見せてみ」って。見せたら、そのころ白木マリとか、中原早苗なんか、いまほど激しい写真じゃないけどセミヌードみたいのが出てた。えー、シャバじゃあこんな本を売ってるのかって。「すごいな、こんなのよく売るなあ」って言うから、「普通だよ」って言ったけど、人が来ると隠しちゃうんだよ、そのオヤジ（笑）。居なくなると出してね。そうこうしているうちに、俺が『平凡』ばかり読んでるからボンだっちゅうて。それでボンちゃんボンちゃんって。

後の話だけど、ある時にうちの娘が、たしか小学校三年か四年のころだったかな、復生病院に連れて行ったの。帰って、「みんな、なんでお父さんのこと、ボンちゃんボンちゃんって言うの」って言うからね、あれはフランス語で「いい人」っていうことだ（笑）。「ボンサー」とか「ポンユウ」とかいろいろ言うだろって（笑）。それまともにとっちゃって、その次遊びに行った時、シスターに「うちのお父さんは、いい人だからボンちゃんっていうんだと、お父さんが言ってたよ」って言ったもんで、シスターが「何を子供に教えてるの」って笑われたけど、今でも、ボンちゃんボンちゃんって言われてる。

(3) 後藤絹子さんとの出会い

カメラ技術

小田原から来た隣の部屋の人が、療養所で写真やってました。暗室がないから、夜に焼き付けるのを興味半分で見てました。蛇腹式のやつをね。その人を見て、写真って面白いなと思ったんです。

あの頃、ちょうど一眼レフが出始めたころでね、ミノルタの。名古屋にいた知り合いの神父さんに頼んで買ってきてもらいました。自分じゃ買えないのでお金を預けたら、買ってきてくれました。

当時、二万円ぐらいしたかな、昭和三十年(一九五五年)頃です。まだ手動でピントを合わせてました。手が悪いから、ピントを合わせるのが大変で、スナップ撮る時はだいたいピントを合わせて、そこに人が入ってきたのを撮るようにしました。主に風景は三脚付けて撮ったりしてました。

写真屋に行けなくて、最初は、職員の人に頼んで持っていってもらうんだけど、沼津まで行かないとないんです。現像に出せば一週間ぐらいかかる。自分でやる方法はないかなって、カメラの本を買って見たけど、基礎知識がないから理解できない。しょうがねえから、沼津の「太陽堂」って、そこの奥さんがクリスチャンだったから、俺は御殿場の病院にいるって言ったら分かってくれて、「写真やりたいけどやり方が分からない」って言ったらね、「じゃあ、うちの暗室に入って教えてもらいな」って言ってくれた。知識がぜんぜんないから、専門用語言われても分からない。どういうふうにやっているのか現場だけ見せてもらいました。あとは自分で研究すればいいわなと思ってね。

で、道具一式買ってきて、三十五ミリのフィルムね。健常者の人はタンクに入れる時に、ベルトに巻きつけてから現像タンクに入れるんだけど、それを暗室でやらなきゃいかんからね、感覚がないとできないじゃん。その時、絹子さんが働いていたから、ちょっと挟んで二〜三回巻けばできるからって言って手伝ってもらいました。

でも相手が働いている時に頼めないじゃん。どうしたらいいかなって考えて、そうだリーダー部分がパトローネからね、これとベルトを絆創膏で貼っちゃえばいいなと思ってね。あとは暗闇でやって行けばいいから。で、最後は普通はハサミで切るんだけど、それができなくて、小さいカッターがあるからね、それを手探りで、指を切らないようにね。引っ張るとカンカンが引っかかってこっちにこないから、切って、現像タンクの蓋して、電気つけて、現像液を調合して。自分で本を見て全部調合したんです。夏は温度が上がっちゃうから氷で冷やすんだけど。

暗室はシスターが作ってくれました。中に大工さんがいたから、ベニヤ板で囲って。だから夏は暑かった。もちろんクーラーなんてあるわけないし。

ずいぶん手助けしてもらったけど、実はこの頃けっこう写真の需要があったんです。偉い人が来た時に記念写真を撮るために。

美智子さんが皇太子妃のころ、沼津の御用邸にお忍びで来るんです。お忍びで来てもね、御殿場の刑事がずっと警護してました。それで、復生病院に寄っていくの。聖心（女学院）出てるでしょ。日本の湯川先生というドクターがいたの。その人と話するのにね、ちょくちょく寄ってました。そしたら刑事がね、いつも私服で歩いているのよ。それで、俺も美智子さんと話したことあるしね、写真撮らしてくださいって言ったら、いいですよって。シスターや園長と一緒に撮ったのがあります。神山を出る時に、全部置いてきちゃったけど、ネガもフィルムも。それで公式に沼津に来て帰る時はね、県警の車が先導で、二四六（国道二四六号線、当時、東名高速はなかった）を警護していくんですよね。そうすると市民がみんな旗持って見送りに出る。そんな中に入って、スナップ写真撮りました。

秩父宮も御殿場に、毎年のように来てました。高松宮も。傑作だったのは、ヒゲの殿下、今は亡くなった三笠宮。麻生太郎の妹の信子さんと夫婦で療養所にお忍びで来ました。復生病院に来たので案内して、院長が記念写真撮ってくれって言う。マスコミはいないから俺が専属よ（笑）。殿下が「いい男に撮れよ」って言いながら、信子さんと手を組んでね。お御堂《みどう》の中、イエスの像があるんだけど、その前で。信者だよね、奥さんは。そういう大事な写真は、出る時にネガもフィルムも置いてきた。

だからあそこの資料館に行くと古い写真が貼ってあるんですよ。それで人を連れて行くと、それを見せて、「これ、俺が撮った」って言うんだけど、「またお前、法螺《ほら》吹くな」って（笑）。


それからずっと後のこと。社会復帰して、休みの時に川崎の東高根森林公園に子どもを連れて行きました。そしたら保育園の子どもを、保母さんが連れてきた。池に木の橋が架かっていて、そこんとこに、赤い帽子をかぶった子ども達の手を引いて、十人ぐらいで渡っているところを撮ったの。ちょうど水に映って、子どもたちが二重に写った写真を、ダメ元で川崎市の観光写真に出したら、それが最優秀賞になってね。

川崎市の市役所の広場で表彰式をやることになって、さくらフィルムの人が来た。「あなた自分で撮ったんですか」って言うから、「そうです」って言ったら怪訝《けげん》な顔してるんだよね。昔はフィルムだったから、「うちにはネガがあります」って言ったら、「どういうふうに撮ったか、やってみてください」って言うの。それだけの手をしててカメラブレしてないのはすごい技術だって驚くの。

「あなたが専門にとってくれる障害者の写真展を、川崎の駅ビルでやりたい」という。材料費と費用は全部さくらフィルムでもつ、フィルムはとりあえず二十〜三十本持ってきてあげるって。撮りたいだけとって、プリントは責任もってやるからっていうけれど、とてもそんな時間はないって断っちゃったのよ。当時はやるほどの自信も無かったしね。

考えたらね、絹子とは写真で親しくなりました。暗室の中で手伝ってもらうでしょ。彼女も興味もっちゃって「私が現像してあげる」って言って、現像液の中で絵が浮いてくるでしょ。「あぁ、浮いてきた、浮いてきた」って騒ぐんだよ。声出すなって、誰が聞いているかわかんねえから（笑）。それが噂になっちゃって、園長が「石山さん、写真やる時は一人でやってください」って（笑）。シスターが手伝ってくれるなら、俺いいって言った。若いシスターで、カナダ人の人がね、私お手伝いしますって来てやったんだけど、彼女も興味もっちゃって、これ面白いって、私もやってみたいって言ってね。二人でやってたら、「こんどあいつはシスターを暗室に引き込んだ」って噂された（笑）。

予期せぬ告白

全国で看護婦と結婚した患者は、おることはおるんです。でも、なかなか大変です。それぞれの生き方があるから一概には言えないけれど、僕の場合は、正直言って、最初から結婚の対象になかったたから、かえってフランクに付き合えたと思います。意識してたら、うまく付き合えなかったと思う。結婚の対象に考えたこともなかったし、人間として一対一で話してたのが良かったんでしょうね。

ある時、彼女が「石山さん、治っているのにどうして退院しないの」って聞いてきたんですよ。俺は学歴ない、職歴ない、行くとこもないし、こんな後遺症持ってて社会に出たら三日ももたないから、俺はここで一生暮らす覚悟してるって言ったらね、ちょっと黙っていたけど、「二人で頑張れば、人間って生きていけるんだよ」と言うんだよ。俺は他の人の話かと思っていたから「そうお」って言ったのよ。そしたら「私も頑張るから出よう」って。そこでふっと我に返ったの。マジかなって思ってさあ。「二人って、俺を含めてか」って言ったら、こっくり頷いた。

いやあ、あの時の目はつぶらできれいだった（笑）。

こないだも夫婦喧嘩した時に、「お前、あの時の目はどこに置いてきたんだ」って言ったら、「若気の至りだった」って。今、なにかあるとすぐ目が三角になるからね。だから人間も、五十年も一緒にいると、いろいろあるんですよ（笑）。

男女を隔てる仕切り

神山では、男女は完全に分かれています。園舎の真ん中に大きな廊下があるわけですよ。廊下も男女で仕切られていて、夜の九時になると大戸が閉まっちゃう。で、かんぬきがガシッとかかる。かんぬきなんて、すぐ外せるわけだけど（笑）。外から来るのにね、中からかんぬきするなら分かるよ、だけど両方から来るのにかんぬきしたってさ、上げれば簡単に開くじゃんよ（笑）。笑っちゃうけど、形式なんだ。簡単に入っちゃいけませんよっていう。

なんで閉めるかっていったらね、男女交際をさせないためです。だけど、いくらそうしたってさ、男と女が住んでるんだからカップルができる。建物がそうなってたって、裏から出て表で逢えばさ、どうということはない。

結婚したいから認めてくださいって言ったことがあるのよ。そしたら、ここはカトリックの教義に則ってね、送り出すって言うの。妨害はしないけど、結婚したい人は他所《よそ》でやりなさいってことだね。だから、何組かカップルが出て行きましたよ。

シスターに、住み慣れた所から出て行くより、ここに新天地をつくればいいじゃないって言ったのよ。土地は広いのだから。そしたら「あんた、そう言ったって、結婚した人はいいけど、そうでない人も園内にいるのにそれはできない」って。

国立と違って、あそこは人数が少ないせいか、園内では職員だって所帯持ってる人はうんと離れた所に官舎があって患者の目にはつかないんです。看護婦さんはみんな独身の人だからね。歳いってもね。そういう点では、僕が行った時はまだ厳しかった。

カトリックは、シスターも神父さんもみんな独身だから。施設そのものがそういう環境なのかもしれない。とぼけて、神父さんとシスターが結婚したら素晴らしい信者ができるじゃない（笑）ってね。だって新教の牧師さんは結婚してるでしょ。「あんた、ここで馬鹿なこと言わないで」って言われたけど（笑）。

でも俺がいたころ、男女間で子どもができた人がいるんだよ。そしたら、かわいそうだよね、女の人が二月のグランドに雪が積もっているころ、下着脱いで直にお尻おろしてるんだよね。自然に流れるように。下手したら凍傷になっちゃうよ。

結局、その人はあそこじゃ産めないから、転院させて身延(注2)かどこかに行きました。そこで産んで里子に出したと聞いた。

でも神山にも罰則とかはあったかもしれないけど、俺みたいにバカなことやる人もそんなにいなかったから、あんまり感じなかった。

国立の療養所だと懲戒検束規定(注3)があるけど、これは療養所じゃないよね。刑務所と一緒だよ。ただ、俺がいた神山復生病院には、そんなに罰則の規定というのは無かったように思う。お説教だけだよ。だからお説教の時は頭下げてる。「あんたこの前、お説教されたでしょ」っていうから、俺、下向いてたからって（笑）。なにふざけたこと言ってるのって、また怒られる。まともに顔向けてたら聞かにゃあいかんけど、下向いてたら頭の上飛ぶから。

絹子の母

初めて彼女の実家に行った時ね、僕はこういう病気だから、向こうの父親に少し遠慮していました。小さくなってたんだよ、端っこで。そしたら「あんじゃね、あんじゃね、こっちこ」っていうから、彼女に「あんじゃね」ってなんだって聞いたら、「大丈夫だ、座敷に上がれ」っていうんだね。

僕は彼女のお袋さんがすごいと思いました。

僕との話が進行している時に、彼女の姉から手紙が来たんです。田舎へ帰ってこい、縁談が来てるからって。彼女と同じ学校を出た、二年ぐらい先輩の人だったらしいけど、当時、名古屋の東海銀行の銀行員やってたそうです。その人が姉さんに、妹さんを嫁に欲しいって、帰って来た時にそういう話をして。姉としては、当時銀行員と結婚なんて言ったら、田舎では玉の輿に乗るみたいな感じでしょ。だから、すぐに帰って来いって手紙を出したんだよね。無視してたら、また手紙が来た。で、俺に見せてくれたの。そしたら、名古屋の東海銀行に勤めていて、当時、二十七歳か、だいたい俺とおなじぐらいの年格好で、俺は銀行には金がいっぱいあるから、銀行員なら金には困らないと思っていたからね（笑）、単純にそう考えてたの。「いや、お前、銀行員の旦那だったら絶対に幸せになるから帰った方がいいよ」って言ったら、俺の前で手紙ビリビリ破って、「帰らない」って出ていった。

とにかくうちの姉に会ってくれって言うから、会いに行ったんだよ。そしたら、俺の顔を見て、顔がこわばったよ。ハンセン病って言ってあったからね。でも、別れろとは言えなかった。あとで彼女に、「人生長いからね、一時の気持ちじゃなくて、将来を見据えて結婚は考えなさい」と言ったたって。でも、反対もしなければ、別れろとも言わなかった。

それからお母さんに会ってくれって言うから、会いに行った。お袋さんは寝たり起きたりしていたけど、「お宅の娘さんと結婚したい」って言ったら、「うちの娘は子どもの頃から貧乏に慣れているから、どんな貧乏しても耐えていくだけのことはできてる」と。「だから、お願いだから、気持ちだけはいつまでも大事にして愛してやってください」っていうから、「俺は愛に溢れてる」「その点心配ない」ってキザに言っちゃったんだよね。

そしたらお袋がね、「女性は好きになったら、たとえ将来、まずくてもそれは自分の決めたことだから後悔しない。だけど親が勧めてダメになったら親が恨まれる。自分で決めたのだから反対はしない。貧乏は気にすることはないから、心だけは幸せにしてください」って。「病気は、好きでなる人は誰もいないんだから、不運には不運だけど、社会で生活できることは立派なこと。二人で頑張ってください」って。「私はもう長くないけど」って言って、孫の顔を見せないうちに亡くなった。

在所者の反対と決断

僕が退院する時、患者さんたちはものすごく反対したんですよ。「お前なんか、社会に出ても生活できるわけないから。そんな、後遺症もあって、一週間社会のなかで生活できたら、僕は病院の廊下を逆立ちしてやる」って言われたんですよ。それで、「結婚？　とんでもねえ。患者同士なら、療養所で暮らせるけど、健常者の女性と結婚だなんて、お前、社会に出たら、一週間で捨てられるのがオチだ」って。「そんな魔物につかれたようなこと言ってないで目を覚ませ」ってね、さんざんっぱら、悪態をつかれました。

それで、僕は社会復帰して、半年くらい経って帰った時に、逆立ちして歩くって言っていた男が居たから、「僕、一カ月以上生活しているんだから、逆立ちして歩け」って言ったの。そしたら「堪忍してくれ、堪忍してくれ」って言って逃げた（笑）。どういうわけか、もうすぐ金婚式なんです。


【注】

（1）裏傷
患者たちは、ハンセン病そのものを「本病」と呼び、その原疾患から派生した知覚麻痺によって起こる怪我を、本筋ではないという意味で「裏傷」と呼んだ。痛みが感じられないから、化膿してひどくなるまで、あまり気にならない。抗生物質のような治療薬のない時代に処置が遅れるとお手上げで、健康な組織に感染が広がらないよう切り落とすしかなかった。

こうした感覚麻痺による二次障害が〝ハンセン病にかかると手足の指が腐れ落ちる〟という誤解を招いた。（参考「ハンセン病国賠訴訟を支援する関西連絡会ニュースVol.3」瓜谷修治）

（2）身延

山梨県身延町に位置したハンセン病療養所、身延深敬園《じんきょうえん》のこと。日蓮宗の僧侶、綱脇龍妙が身延山法主の許可を得て開院した。深敬園は今は閉鎖され、身体障害者養護施設「かじか寮」になっている。

（3）患者懲戒検束規定

一九一六（大正五）年、療養所長に懲戒検束権が付与され、一九三一（昭和六）年に「国立癩療養所患者懲戒検束規定」が制定されて、園長の権限で監禁室の使用が認められた。

懲戒検束規定は第一条から十一条まであり、譴責、謹慎、減食、監禁などの処罰と、該当する犯罪行為が書かれている（巻末資料参照）。処罰は裁判によるものではなく、権限が付与された療養所長の恣意的判断で決められた。

その状況下で強制される労働は、末梢神経を侵され皮膚の感覚を失ったたハンセン病患者にとっては過酷を極めた。無意識のうちに怪我をし、完治しないまま仕事にかり出されると傷口が雑菌（らい菌ではない）によって化膿し切除した。重い障害をもたらす結果を招いた。

〔コラム〕

「へらへら笑い」の凡《ボン》

石山絹子『道はるかに　光あおいで』から

人前に出せぬ苦痛もあるだろうに
障害ありても　いつも笑顔よ

誰が見ても、あの手では無理じゃないかなと思える程、指は短く変形し、左手は効かないのに。それでも器用にカメラを扱う凡《ボン》ちゃんに不屈の精神を教えられました。

この人は何事にも打ち勝ち、切り開いて行く人だなと、カメラの扱いを見て思いました。いつも笑顔を忘れず、自分の悩みを表に出さず、人に温かく接する。苦労を勇気と努力で乗り越えてゆく人、笑われることに耐えられる人、腹の底に根性の宝の持ち主だなあと、思いました。

囲《まわ》りの人は、へらへら笑っている凡と、からかい笑うけれど、私はそうは思わない。人間味ある感性豊かな人だ。この若さで練れた人間で、話をしていても変な固さがない人。いつ発症したのか聞いてみたい一人でした。

神山で働く為に、一生の大半を病苦と戦い乍ら生きてきた人々の声を聞いてみたいと、その夜真剣に考えました。

患者さん方は、特に女の人は一瞬笑顔を見せても、すぐに下を向くようにして黙って作業する人が多い。余分な話はなさらないのです。だから私も当たり障りのない挨拶だけ、人の心の奥へ踏み込むのは許されないのは当然です。

一般の社会から隔離され、遮断に近い生活の故に、肉親とも別れ、肉親に会う機会も殆どなく、心底どんなに淋しいことでしょう。祈りの精神とは別の感情が、やりきれない苦痛となって耐え難い日々なのでは…、と思いやられます。

誰もいない処でそっと写してみる肉体の欠陥、自分でもイヤッと思う顔や手足。肉体のハンディの苦痛は、口では言えない辛さでしょう。〝愛の奉仕〟といっても私に何ができよう。普通の挨拶、普通のつき合いで、人間対人間のふれ合いを心がけよう。

病臥する人にはその人の身になったつもりで、お世話が自分にできることを手助けしよう。目や手足の代りになって、わからない時は教えて貰おう、〝してあげる〟のでなく〝させて貰う、教えて貰いながら手伝う〟それが私のできることだから。

患者さんに近づき易くなった。話をするのも自然体になり、何となく気持が触れあうようになり、冗談も出て笑い声もでたり、握手ができるようになり、患者さんも手をさしのべて私をいたわって下さいました。夜や休みの日も病棟へ出向くようになった私です。

第三話

社会復帰

——病歴を隠して暮らす日々

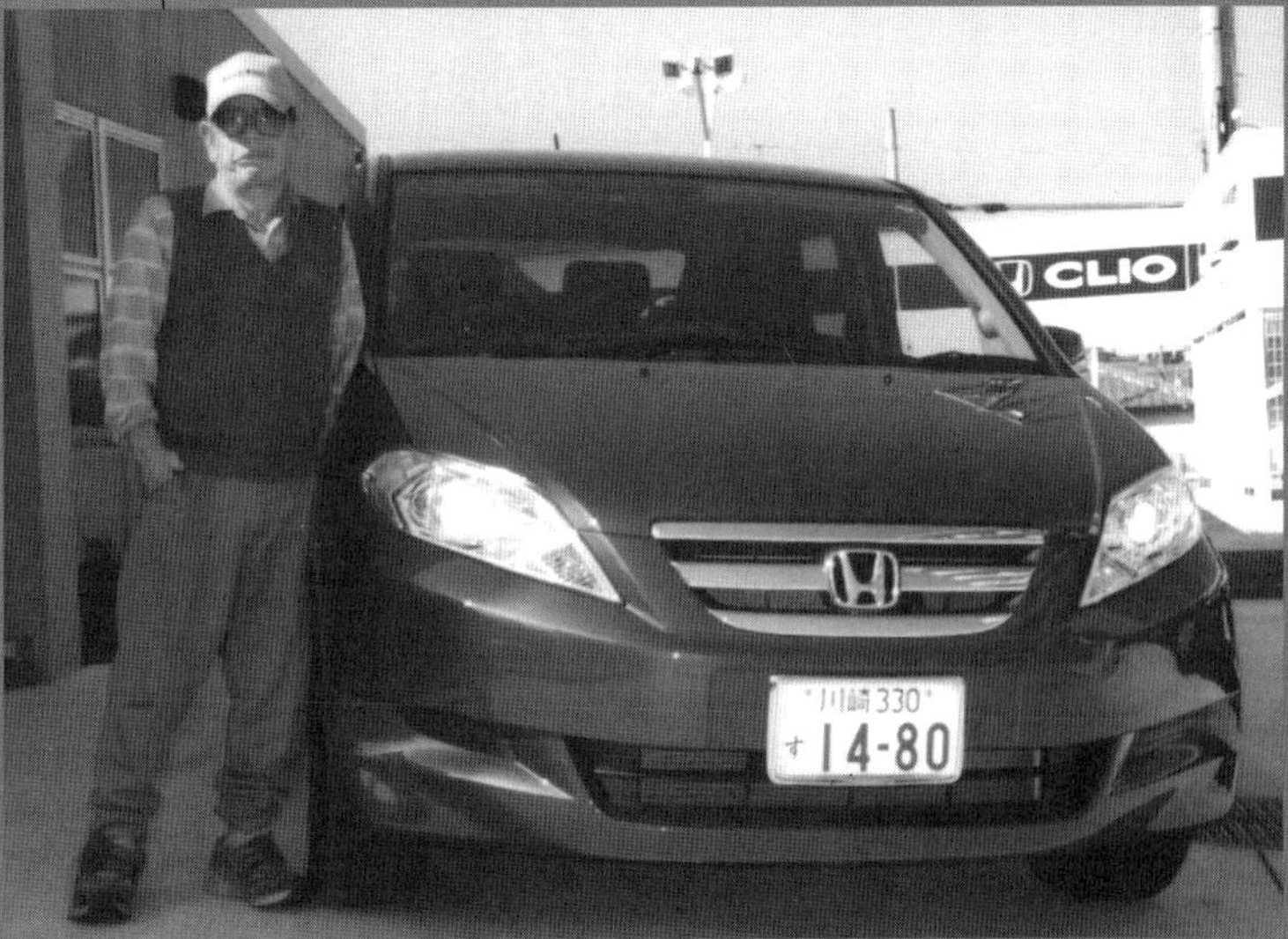

ガイドヘルパーの仕事のための
ステーションワゴン
（二〇〇四年八月）

(1)シャバに出て

身元引き受け人

僕が退院するってなった時に、カナダ人の園長が「石山さん、故郷に帰りますか」って聞くので、「いや故郷には帰れない」「東京です」って言いました。そしたら、「身元、引き受けてくれる人いますか」って言うから、「いるんです」って言ったら、「それならチャンスだから出なさい」って言ったの。

そしたら次の日、その身元引き受け人の社長が迎えに来てくれた。シスターがびっくりして「わざわざ迎えに来てくれたんですか」って、「そうだ、石山くんは僕が責任をもって連れて帰ります」って言ったら、頑張ってねって、すごい拍手で送ってくれた。その時、園長が僕の手を握ってね、「もし大変だったら、いつでも帰ってきなさい」って。自分で無理だと思ったら帰ってきなさいって。

この時の身元引き受け人になってくれたのは、地方教会の信徒の代表でした。僕が神山にいた時、その人が見学に来たことがあったの、信徒さん連れてね。その時に案内する人が誰もいなかったんです。

患者さんはみんな世間と会うのを嫌がって。シスターはみんな日本語がよく分からないし。

日本の職員は忙しいから、お客相手はできないでしょ。それで園長が石山さんお喋りだから、またガイドしてくださいって言うから、別に旗持ってガイドするわけじゃないけどね（笑）。説明して回って、居住区域に行くと患者はみんな嫌がるのよ。見られたくないってね。だから行くとみんな戸を閉めちゃうんだよ。「ここは病気の重い人が入っていて、顔みせたくないっていうから、すみません」って気を使って、建物だけ見てもらいました。最後は墓地に案内してね、「ここは墓地で、ぽちぽちここに寝ちゃうんですよ」って言ったら、しばらく考えてね、「ハハー」って笑ってた（笑）。

住居転々

先輩が、中央高速の道路工事やってて普通のアパート借りられないから調布で一軒家借りてました。職員の女の人が応援するってついて行ったんです。そこで五人で生活しました。部屋が六畳と四畳半と三つぐらいあって、四畳半に職員の女の人が一人住んで、あとは雑魚寝。そこんところに潜り込んだんです。社会復帰の最初です。

いちばん最初は社長のアパートに入ったんだけど、いつまでも居られなくて、最終的にその一軒家に入って一年ぐらい居ました。

だけどその後、会社が潰れて、仕事場が蒲田に変わった。調布から蒲田に通うのは大変で、深大寺からバスに乗って、明大前で、井の頭線に乗り換えて、それで田園調布まで行って、目蒲線かなにかに乗り換えて、一時間ぐらいかかるかな。朝早くから出ないと間に合わない。八時半からの仕事にね。そしたら蒲田の社長が、借りてるアパートがあるから、そこへ入れって言ってくれて助かりました。

それまでは大変でした。券売機にお金入れられないんだよ。落としてもお金拾えないんだよ。仕方ないから新しいの入れたら、後ろのおばさんが、「おとうさん、お金、落ちたよ、落ちたよ」って言うから、指がなくて拾えないとは恥ずかしくて言えなかったの。「いいや、十円だから。忙しいから」って言ってね。ほんとは名残《なごり》惜しかったけど（笑）。五百円玉だったら、ぽ〜んと蹴っちゃってね、どこか隅に置いて、帰りにあったら拾おうかと思って（笑）。だって拾おうったってしゃがまないと拾えないじゃん。しゃがんでね、いつも割り箸持ってるんですよ。それでね、こっちを押さえて、こう、こっちの手で拾うんだよ。これができないから。だから今みたいにスイカとかパスモがあったら楽だったけど。あの時はほんとに、電車に乗るのが嫌でした。

八洲電気の下請け工場

調布の仕事は、輸出用のトランジスタラジオ。東芝の下が八洲《やしま》電気で、その八洲電気のまた下請けでやってたの。短波放送で警察無線が入るんですよ。ちょうどあの時、府中の三億円事件があって、みんな警察無線聞きながら仕事してるんだよ（笑）。そしたら社長が、これ外に聞かれたら大変なことになるからって、音を絞れって（笑）。

でも零細だったから、僕が仕事を始めて一年ぐらいで倒産しました。

他の職員は転職できたけど、俺は転職できないじゃん。「どうする石山さん、困ったなあ、会社だめになっちゃったし」って言って、「じゃあ、帰るしかないか」って言ったら、「せっかく来たんだし、あんた婚約者がいるんだから、なんとしても歯を食いしばってがんばろう。俺に任せてくれ」って言ってくれました。それで、その社長が子どもの頃から知り合いだった蒲田の社長のところへ、社長と二人で行ったら使ってくれました。

蒲田の会社のバリ取り作業

蒲田の会社は大和化成というプラスチックの製品工場で、いろんな電気関係のパーツとか、ちょっと大きいものでは池の濾過装置のパーツを作っていました。カゴの中にスポンジのようなものをつけて、ゴミや魚の糞を濾過するものね。それのバリ取りの仕事です。

最初はみんながやるのを見てました。それで自分ができそうなやつをやったけど、機械がオートマチックだから、型を取ると何秒か後に閉まっちゃうの。その間に、シリコンっていうのか、型が外れやすくなる薬剤をシュッシュッてやるんだけど、手がこうだからできないんですよ。

「こりゃあ俺には無理だな」って言ったら、社長がそうだね、型つぶしっちゃったら遅いから、悪いけど雑役やってくれって、不良品を粉砕して原料に再生するための粉砕機やったり、片付けしたり、いろいろやったの。

そしたら最後に社長が、「体に無理したら悪いし、よく喋るから営業の方やってくれ」って言われてね。最初は電車とバスに乗ったんだけど、なんせ手が悪いから切符買うのに手間食うし、お金落として拾ってくださいって言ったら、「フザケルナ」って罵声浴びせられるし、これは免許取るしかないって、それで免許取る気になって、根性で取りました。この免許の話はあとで。

その後は車で、千葉や埼玉に、今のようにナビはないしね、地図を見ながら行って。横浜の師岡とか、菅田町とか地図を頼って行くんですよ。

僕が障害者だってことで向こうも同情してくれたとこもあったのか、あんまり文句も言われなかった。他の人は結構きつく言われる所でも、俺には「こことここ、直すように言ってくださ い」って感じで、結構、人間関係はスムーズにいきました。

そんな感じだったから、借金取りがくると社長が「おめえ対応してくれ」って（笑）。社長は雲隠れしました（笑）。

社長だけがハンセンの病歴を知っていて、あとのみんなは知らなかった。社長の家族は知ってました。食事も家族と一緒に食べさせてもらったりして、いまだに付き合いを続けています。

その社長が脳梗塞で倒れて見舞いに行ったら、「いやあ石山、とうとう俺はお前の仲間になっちゃったよ」って落ち込んでるから、「社長、脳梗塞なんて障害の内に入らないよ」って。会社じゃあ社長の方が上だったけど、障害の世界では俺の方が先輩だぞって言って笑わせてた。

川崎市のガイドヘルパー

仕事のことを続けて話すと、社長が倒れて蒲田の会社がダメになったんだけど、その頃、たまたま川崎市にガイドヘルパーの制度ができました。七十二歳まで三十三年間やったので、仕事としてはこれが一番長いんです。

まず福祉局に行きました。普通、ガイドは歩きだけど、「俺は障害者だし、盲人の人や車椅子の人を車で案内したいけど」って言ったら、「障害者なら気持ちが分かっているからいいんじゃないの」って。「車持ち込んでいいですか」って言ったら、「いいですよ、でもガソリンは自分もちですから」って言われたから、お願いしますって。

最初は軽自動車でやってました。でも軽だとね、車椅子が後ろに乗らないんです。車椅子を後ろの座席に乗せちゃうと、助手席に一人しか乗せられない。これじゃあ捗《はか》がいかんなあ、と思って、思い切って3ナンバーのステーションワゴンを、を買いました。

そうしたら買ってすぐ、駐車場でバアーッと傷をつけられちゃった。その当時、3ナンバーの車なんて一〜二台しかなかった。朝起きてみたら大きなバッテン。三十センチぐらいかな、ガリガリってやられちゃったの。ドアとボンネットに。

ああ、これは誰か嫉妬してやったなと思ったけど。仕事で買ったのにひどいことされたって、女房（この時は結婚していた）が近所の人に言ったら、噂で広がったんだろうね。知り合いの人にね、「実は俺がやったんだ」と打ち明ける人が現れました。「酒飲んでて、まさか仕事のために買ったなんて知らずに」「遊びで買ったんだろ、障害者が」って思ったけど、「悪いことした」って、「謝りたいけど、障害者に謝るのはプライドが許さない」とか言って（笑）。

でもその知り合いが「彼はそうとう後悔して申し訳ないって言っているから、勘弁してやってくれないか」って言うんで、「いいよ」って言って。名前を聞いたんだけど、それだけは聞かないでくれって。「真意だけは、俺経由で伝えてくれっていうから、許してやってくれ」って。「ああいいよって」ってね。そこはクリスチャンだよね（笑）。

神山復生病院で寛容な心というか、人を許す心ってゆうか、知らず知らずに身についたからね（笑）。相手が真剣に反省してるなら、別に責めないよって。車が動かないわけじゃないんだから。でも直すのに八万円ぐらいかかった。

ガイドの仕事は、当時、一時間で八百円だったかな。利用者は川崎市からチケットもらうわけです。一人、一か月で七十何時間。それで利用者が使った時間だけガイドに渡す。

ガイドの仕事で、給料も会社で働いている時より楽になりました。障害年金が入って、普通のサラリーマンと同じとまではいかないけど、女房も働いて生活はなんとかやっていけました。

⑵看護学生との遠距離交際

話を戻して、絹子が名古屋の看護学校に行ったのは、僕がまだ神山にいた時です。連絡を取り合いながら四年半、離れて暮らしました。入学の半年前、昭和四〇年（一九六五年）の十月から行ったと思います。

彼女は中学出て、大垣の紡績工場に集団就職して、夜学に行きました。女の子ばっかりで、最初は百人ぐらいが学校に行ったそうです。その年の内に半分以下になって、最終的には三十人ぐらいになったって言っています。

彼女は一回も休まずに、四年間通い続けた。頑張り屋っていえば頑張り屋なんだよね。聞くとね、昼間仕事して、四時ごろまでって言ったかな、それから学校に行って、帰ってくるのが九時か十時ごろでしょ。それから洗濯して干して、それで寝るんだから、三時間か四時間ぐらいしか寝なかったようです。

それで県知事賞もらったんです。達成のお祝いというのか、無欠席というのか。その学校で初めてのことだったようで、賞状だから個人にくれると思ったら、校長がくれない。学校の名誉だから校長室に飾っておくって（笑）。自分がもらったんだから欲しかったんだけど、学校で初めてもらったんだからって、人目のつくところに飾られたらしい。

ところが廃校になっちゃってね、廃校になるんだったら返してくれりゃあ良かったのに、行方不明になっちゃった。

看護学校に行く前に婚約しました。結婚するって約束して、硬かったか柔らかかったかしらないけど、とにかく触らせてくれなかった（笑）。

婚約は口約束よ。だって俺、指輪入らないんだもん（笑）。彼女だって学校に行くのに指輪なんてはめていけないじゃん。だから俺も買いもしなかったけどね。

とにかく硬いままに約束して、俺は社会に出て経験積むからって言って、調布の仲間のところに行って、四年だね。

結婚の約束する時にね、「私、何か身に付けたい」って言うからね、俺も頭で計算して、事務じゃあ正直言って歳がくればクビになるから、お前、看護婦の免許取れば死ぬまで活かせるから。どうせなるなら正看になれよ」って言って。彼女が二十六か二十七の時で、あの時、年齢制限ぎりぎりでした。現役で入った人と十歳近くの差があって、「お姉さん」って言われてたそうです。

それで三年で卒業するからね、じゃあ結婚しようかって言ったら、病院の付属学校では一年間、お礼奉公の義務がありました。給料はくれるというけどね。やめるなら、三年間の学費を納めなきゃいけないっていうんです。いくらだって聞いたら、七十何万とかでした。

親父に言えば、田んぼでも売って工面したかもしれないけど、親には頼めない。俺の通帳は十五〜六万しかなかったし、彼女は貯金ゼロ。安月給の中から、彼女に毎月一万五千円ほど送金しました。だって小遣い無いんだもの。女の子だから最低でも一万ぐらいはいるでしょう。考えてみたら、名古屋に行ったり来たりするのをやめて振り込むか、現金書留で送ってやればよかったけど、若いから逢いたいのが先にたっちゃった。

零細企業は土曜日も仕事でした。三時ごろまで仕事して、蒲田から東京駅、こだま（新幹線）に乗って名古屋へ行きました。彼女は彼女で学校から外出するのに許可とらなきゃいけない。だから親戚のどこそこ行って泊まりますっていうのを証明書として出さにゃいかん。しょうがないからうちの親戚の住所を片っ端から書いてさ、ハンコ買って、ぼんぼん押して。悪いことしたんだよな（笑）。そんなだから、貯金はまったく貯まらなかったです。

(3)結婚と新生活

ほんとはね、一年間ちゃんと明けてから式を挙げれば良かったんだけど、子どもができました。まわりは看護婦だからバレちゃうじゃん。あんまり目立たないうちに東京で式を挙げたいと思ったの。子どもができたことは黙っていたけど、後で聞いたら、みんな知ってたんだって（笑）。男は誤魔化せても、女は誤魔化せないね（笑）。

みんなで祝福してくれました。それで、お礼奉公終わったらすぐ東京に呼んで、新婚生活が始まったけど、なんせ茶碗と箸とお鍋しか無かった。とにかく家がなくて、緊急で、一間だったら空いてるってことで入ったら、家は傾いていた。試しにピンポン球置いたらコロコロころがりました。トイレが共同で、隣には子どもが四人ぐらいいたかな。

さすがに女房も音をあげて、これじゃあとても生活できないって。これから子どもが産まれるのにさ。一ヶ月いなかったかな。俺、懸命に探して四畳半の部屋を見つけました。

四畳半一間の新居と終い風呂

一間の新居は川崎市の平間です。そこの大家さんが優しい人で、子どものお守りなんか手伝ってくれてね。独身者ばっかりで流しなんか共同でしょ。奥さんがうちのやつに、流しを綺麗にしてくれたら家賃は半額かな、とにかく安くしてくれて。あの時、洗濯機が無かったからさ、手でオシメを洗うの大変だったと思う。

銭湯はいつも終《しま》い風呂。足の「裏傷」で血がついた包帯だから、「お父さん、いくらなんでも人のいるとこじゃあ、ちょっと具合悪いよ」って。

十時ごろ行くとお湯が少ないいんだね。時間になると足してくれないんだよ。「神田川」じゃないけど、女房が子どもおんぶして連れて行ってさ、僕は表へ出て待っている。これじゃあ、とてもじゃないけど大変だなあって思ってね。

足の「裏傷」っていうのは、直に靴はいて感覚がないまま歩いていると、そのうち肥厚します。皮膚が硬く厚くなるんです。そうならないようにワセリンを塗って皮膚を柔らかくするんだけど、ついつい怠っていると、皮膚が硬くなって擦れて内出血しちゃう。水が溜まって、ほっとくと熱をもつ。それで水を出すために、硬くなった皮膚を削るんです。

本当は医者がやるんだけど、社会に出た人はいちいち病院に行っておれないから、自分で水を出して、ガーゼあてて薬つけとく。歩かなきゃあ一週間ぐらいで治るんだけど、こじらせると、「万年傷」っていって、半年や一年かかる。小さくなるんだけど、米粒ぐらいになってからが完全にふさがらない。

普通の人は足のうらに汗かくでしょ。汗が出ると湿気があるから、皮膚は硬くならない。僕ら汗が出ないから皮膚が乾燥する。そうすると歩いているうちに硬くなる。今は補装具つけてるから大丈夫だけど、昔はこれが無かった。この治療は子どもが寝たあとうちのがやりました。

広いところに行きたいなあって思ったけど一年間そこで頑張りました。そしたら年子ができちゃった。四人になったらとてもじゃないけど狭いと思ってたら、ちょうど県営住宅ができて募集してた。応募して、補欠かなにかで入りました。障害者手帳を持ってたから、それが多少加味されたんだと思ったけど、女房がお産して一週間目。入る日にちが決まっていて、幾日までに入らないと取り消すって言われてね。

その頃、まだ車は無かった。それで御殿場の友達が車持って手伝いに来てくれました。それで女房の方も看護学校の友達が東京にいて、その彼女が手伝いに来てくれて。うちのやつお産して一週間目で、そんなに動けない。赤ん坊抱いてるだけでした。会社の若い人が会社のトラック持って来て荷物運んでくれました。運送屋なんか頼めないから。それで、今の団地に入った時は、ほんとに広いとこ来たなって。六畳二間あったからね。すごく広く感じたんです。それから住み続けて、団地の中の家主みたいになっちゃった（笑）。

川崎市役所での再登録

川崎で所帯もったから、障害者手帳を変えにゃあいかんなと思って役所に行きました。窓口に行ったら、あらためて診断書をもらって来てくれって言われたの。復生病院には障害に関する認定医がいないから、駿河（国立駿河療養所）の先生に頼んだら、これまで通り一種一級で診断書が来た。それを役所に出したら、「あんた、今ここに来るのに何で来た」っていうから、バスと電車で来たよって言ったら、「一人で来たの」って聞くから、そうだって言ったらね、「一人で歩ける人が一種一級なんてありえない」って言われてね。

一種一級だったら全盲か、ぜんぜん動けない人だって。あんたなら四級か五級だって言うんだよ。でも、俺に言ったってしょうがないじゃん。医者が出してるんだから。その時は、まだハンセン病だって言えなかったんです。

手帳の病名は「萎縮性神経炎後遺症」「両手麻痺」って書いてある。それで「何の病気だ」って聞くから、医者が書いたから俺には分からないって、言ったの。あんまりごたごた言うから俺も頭にきちゃってさ、「医者が出してるんだから、あんたがここで言うことないだろう」「課長出してくれ」って大きな声で言ったんだよ。そしたら奥の方から、なんだなんだって出てきたから、手帳見せて、「住所変えるだけなのに診断書を出せというから出した。医者が書いてるのに、インネンつけるんだよ。しょうがねえ」って言ったら、課長が「これは医者の診断書だから口出したらダメだ。越権行為だ」って言いました。だから書類の手続きしなさいってね。

診断書には人体図が書いてあって、麻痺してるところに斜線が引いてある。両手両足に斜線が引いてあるわけ。一種一級っていうけど、普通はあんただったら、重くて三級。普通は四級だって。どこの医者だって聞くんで、しょうがねえから言ったよ。「国立駿河療養所の医者が書いたんだ」って。その課長は分かったんだね。

それから、免許証取った後のこと。手帳が古くなったから、また更新に行きました。そしたら係が代わってて、「石山さん一種一級だね」っていうからそうだって。何で来たというから「車で来た」。「一種一級で免許とった神奈川県の第一号だ」って、そこで自慢しちゃったのよ。そしたらそりゃあすごいねって、一種一級で免許取れるのかねって（笑）。

その時には、俺、カミングアウトしてたから。ハンセン病だと言った。昔、厚生省はハンセン病の人はみんな一種一級でくれたんだよって。退院したって食っていけないんだから、せめて年金だけでも貰えるようにしようってね。特例だって言いました。かなり軽い人でも一種一級だって。

ハンセンの場合は強制隔離の背景があるんですよ。当時、厚生省には患者が外に出るって想定が無かった。だからそんな審査になったと思う。

でも一応ね、審査は療養所の医者と社会の医者との二人でするんです。復生病院でやった時、笑ったけど、タオルを出して絞れるかって言うから、俺、ぜんぜん絞れないって。「風呂入った時どうする」って聞くから、ぶん回すって言ったんだよ。ほんとはちょっとこう押さえておいて絞るって言ったら、「そうだろうね、いくらなんでもね」ってね（笑）。

そのあと京都から入所したおじさんの番で、あんたタオル絞ってみなって。そしたら、団子にしておでこでこうやってやるんだと。あんた目に石鹸が入るだろうっていわれたから、目をつぶってやるって。あとで、俺より上手だってね。医者も笑い出してさ。

でも、手が曲がっていなかったら復生病院は一種一級くれなかった。それで園内で働いている人の賃金の差が出ちゃいました。働いてる人がむくれちゃって。寝てても当時、六千円の年金。作業で働いている人は一生懸命に働いたって、千五百円か二千円にしかならないんです。ストライキやっちゃった。だったら同じ額にするってね。同じ額にしても片方は働いて六千円、片方は寝ていたって六千円。それは障害があるから仕方ないってことだったけど、働いている人は千円くらい高くしてもらったみたい。

今は働いている人いないけどね、ごく最近まで時給でね。月に四万円ぐらいはもらっていたっていいました。

命をかけた運転免許

働くために運転免許を取ろうとした時はそれが裏目に出ました。

普通の人は、自動車学校に願書を出したらすぐに入学できるけど、障害手帳を持っていると違ってくる。三級以下だったらそうでもないけど、僕は一級だからね、公安委員会の許可がないと学校に入れないですよ。

溝の口の自動車学校に行って願書だしたら、「あなたは障害者だから公安委員会に行って許可をもらってきなさい」って言われました。許可が出たら教えるけど、直接こちらで受け付ける制度になってないというんです。二俣川の公安委員会（神奈川県警察運転免許センター）に行って身障者手帳見せました。

そしたら、けんもほろろ。「あんた一級の手帳持っていて、車の免許取ろうというのが間違ってる」と言われた。一種一級の人で免許取った人は神奈川県にいない、全国でも誰もいないって言うわけです。前例がないから、許可するわけにはいかないってね。

それで僕はムクれちゃってね。「実際にやってみて無理だなと思ったら降りるけど、チャンスだけはください」って言った。前例を出してチャンスもなければ、障害者は生きていけません。障害者だって社会参加したら、自分の力で生活を維持したい。車が必要な時が必ずくるから、チャンスをくれないのはおかしい。「人権侵害だ」って言い出したの。

ここまで言うとは自分でも不思議だったけど、向こうも、この野郎ちょっと変わった奴だなと思ったんでしょう。三回行って三回断られました。普通の人は三回断られたらもう行かないだろうけど、僕は五回行った。四回行って四回断られて、五回目に座り込みを始めました。二俣川の試験場のロビーで。朝、牛乳とパンを持ってね。「俺はここで泊まる、命かけてやってんだから」って。

免許をくれとは言わない、チャンスをくれって。チャンスをもらって自動車学校行って、これはダメだと思ったら諦めるからと。だけどチャンスもよこさずに、ダメだダメだは障害者差別だって。失うものはないから言いたいことを言っていたんですよ。朝九時に行って座り込んで、四時ごろまで。職員が見に来るとまだいるでしょ。「頼むから帰ってくれ」って言うからね、帰したいなら許可証をくれ、許可証くれたらすぐ帰るって言って。向こうも困っちゃってね。

これは免許を取ってから聞いた話ですけど、「あんたが座り込んだ時、これは実力排除するわけにもいかないということになった。健常者だったら排除しただろうけど、障害のある人をごぼう抜きにはできない。それで許可だけやろう、どうせ自動車学校で振り落とされるから。向こうに下駄を預けようということで許可するという書類を出した」というんだね。これさえもらえば、ありがとうって言って家に帰りました。

翌日、自動車学校に行って出したら、学校の人が「よく貰えたね」「今まで一級でもらった人は誰もいないから、うちには来ない」と言うの。その時に、川崎市が障害者の社会参加のためだといって、ホンダの軽の３６０ライフという車があったんですよね。それを新車で学校に委託したんだけど、当事者が来ないから車庫でホコリかぶっていた。三級ぐらいならマニュアル車で試験受けるから。だから「石山さん、第一号だな」って、ホコリ払って明日から教えてあげるって言ってくれた。

自動車学校の先生も情熱のある人で、「石山さん、障害者だって生きていく権利があるし、自動車学校でも責任があるから徹底的にしごく。もし障害者に免許与えて、表に出てすぐ事故やったら困るから、徹底的に仕込むけどついて来るか」って言われたんですよ。「覚悟が無かったら、辛い思いさせるだけで悪いし、学校へ来なくて構わないけど、あんたどうする」って。それで、僕は構わない、教えてくださいって言った。

だって僕らはいろんな辛い思いしてるから、先生に怒られるくらいどうってことない。じゃあ、僕やりますからって学校に行き始めたら先生がね、真剣になって教えてくれた。実技だって一日四時間～五時間やってくれて、二週間で仮免まで行っちゃって。本免許は二俣川に行かないと取れないからと、それで先生と一緒に行った。

試験官が運転して、僕が隣に乗って、ぐるぐるってコース回って、ハイ交代だから乗れって言われて、運転したんだけど、三つ目の角を回ったらストップって言われたの。あんた入り口を間違えたと言うんだよね。それで、「いや、先生。普通の自動車学校はコース二つぐらいしかないから簡単に覚えるけど、あそこのコースは何十通りもあるでしょ。一回だけ回って運転できたら神様か天才。先生は毎日乗ってるから目をつぶってても分かるだろうけど、初めて来たもんが乗れたら一発で合格ですね」って皮肉言ったの。

そしたら、明日来いって。そんなこと言わないで、午後あるからやらせてくださいって言ったら、「いやダメだ。一日一回と決まっているから」ってね。そしたら後ろに乗っていた自動車学校の先生が、助け舟出してくれた。「彼は、僕が見て技術は十分マスターしてる。家族もいるし、それこそ命をかけて僕のところについてきてやったから、僕は絶対彼はできるという自信があるから、もう一回受けさせてくれ」と言ってくれた。だけど「規則だからダメだ」と言うんですよ。そしたら、先生が「この人は働いていて日給月給だから、休むとそれだけカットされるから、私の顔に免じてもう一回やらしてください」って言ったらね、その試験官が「私の一存じゃ決められないから、相談して返事するからロビーで待っていろ」って言われて、待っていたら「特例でね、許可出た。午後やっていい」って言われた。

間違えた時にね、俺、覚えきれないって言ったんですよ。そしたら、分からなかったら聞けばいいんだよって、試験官の先生が言ったの、終わってから。「先生、それはないじゃないの」「障害者がやる時ね、分からないところがあったら聞きなさいというのが、普通、指導する立場でしょ。落っこちてから聞けば良かったはないでしょ」「それはおかしい」「障害者を馬鹿にしてる」って言ったのよ。「障害者差別だよ」と言ったら、「そんなこと言ったって」と言うから、午後からやる時には聞いていいですか、って念を押したの。そしたら「聞いていい」って言うからね、次は何番って聞いたら、AとかBとか、8番入れとか4番入れとかね、ずっと入ってS字からクランク全部やっちゃったの。ずうーと回って来たら、マルだっちゅうだよ。その先生が「おぬしやるのう」って言うからね、「かたじけない」って言って刀抜こうかと思ったけど（笑）。付き添ってくれた教習所の先生がそこでまた助け舟だしてくれたの。「僕が言ったとおりでしょ、この人は自動車学校でも私が教えてしっかりと基本を覚えているから」って。そしたら私を落とした先生（試験官）が、「せっかく来たから学科を受けて帰りなさい」って言ってくれたんですよ。三時から最後の学科があるから、今なら間に合うからってね。じゃあそうしましょうって言って、学科を受けた。

学科はミニバイクとか、おばさんたちも一緒になってやっていたから、四百人ぐらい大きな講堂みたいなところで受けた。すぐ発表があるから待ってなさいって言われて、先生とロビーで待っていたら、受験番号に電気ついたから、「あれ先生、電気ついたよ」って言ったら、「合格だよ」って言われたんですよ（笑）。それこそ四分の一ぐらいしかつかなかったですよ。そしたら、試験官が来てね、手のひら返したようにいきなり僕を抱きしめてくれたんですよ。「やったね、あんた、たいしたもんだ」ってね。一級で取ったのは神奈川県で第一号だって言われた。公安委員会が許可出さないから取れないだけであって、許可してたら何人も取った人はいたと思うんですよ。僕は言いたいこと言って道開いて、取ってね。

それで、わがまま言うようだけど、先生、俺、何点取ったか、女房に土産にしたいから教えてもらえんだろかね、って言ったら、いいよって。そしたら先生がニコニコしながらまた俺を抱きしめるんだよ。女の子に抱きしめられるならいいけど、いいおっちゃんに抱かれて正直あまり嬉しくはないけど（笑）、その時は「おめでとう」って。「あんた頑張り屋だね」「九十八点だよ」っちゅうの。「まだ上がいるんですかね」と言ったら、慶應の大学生が百点で一人いた。あんたが第二位だって。だから胸張って帰れっていわれたのよ。そりゃ僕も嬉しかった。それで試験場から女房に、公衆電話で受かったって電話した。九十八点取って良かったっていったら、女房が電話の向こうで泣いてんだよ。

大げさのようだけど命かけて取った免許だからね。その時に先生に、「これから障害者の人も車で仕事する時代が来ると思うから、一級、二級はだめだって言わないで、僕みたいにやってれば取る人もいるんだから、道を開いてください、これは僕の最後のお願いです」って言ったら、じゃあ上に伝えるって言ってくれた。

取れる取れないは本人の力量だけど、チャンスを与えないのはおかしいわけです。で、神奈川県が日本で一番厳しいと言ってました。免許の試験はね。で、世界で日本が一番厳しいそうです。神奈川で落っこちた人が鮫洲とか府中に行くと簡単にとれたと言うんだね。そういう時代があったって言うんですよ、昭和四〇年代。その中であんたは一級で取ったから大威張りで帰りなさいって。

それからしばらくたって、みんな行くようになって、結構、僕の周りの人も取りましたよ。

警察車両の追突事件

僕の車はグリップがついてて旋回できる。片手でこうやって。最近は慣れて左手でハンドルつかんで頭掻いたりして、「石山君たのむから両手でやってよ」って言われて、いいじゃん、死ぬときは俺と一緒だよ（笑）ってね。運転はね、人身事故とかはやったことないね。ぶつけたことはあるけどね。

傑作なのは警察に追突されたこと。

深大寺のところでね。全生園で会議があって、一時半から始まるから、遅れないように来てくれって言われました。一時間あれば行くからね。深大寺のちょっと先のところで信号が黄色になったから、普段なら突っ切るところを、神様のお告げがあったんで（笑）、止まったんだよ。そしたら後ろでキキキーって急ブレーキが鳴って、ガシャンってぶつかった。

出て見たらワゴン車がぶつかってってね。「お前、どこ見て運転してんだよ」って声かけたら、黒のスーツ着てサングラスかけた四人がサッと出てきたから、俺はてっきり〝組〟の人かと思って、瞬間びびったけどね、いざとなりゃあこっちはハンセンだって強みがあるからね（笑）。ところが、最敬礼で謝るんだよ。「申し訳ありませんでした」って。

あんたたち、ちゃんと信号見て運転したんでしょって言ったら、運転手は俺が通り過ぎると思ったって言うんだよ。黄色だから。普通なら突っ切っちゃうんだけど、その時は止まったんだよ。後ろの車は俺が突っ切ると思って、自分は加速したんだよね。

考えれば、これは「当たり屋」だよね（笑）。だけど黄色だからね。止まったって文句は言えないよ。いやあ、てっきり組の人かと思ってさ。それにしては服装に似合わない謝り方するから、「どちらさんですか?」って聞いたのよ。警視庁、三鷹の社会暴力なんとか捜査隊とか書いてあるの。私服だから分からねえよ。暴力団関係のおまわりさんだったんだ。

すぐ救急車呼びますっていうけど、痛くもないし急いでるし、でも後で考えたら救急車呼んどきゃあよかったんだけど、その時、警察は教えてくれなかったのよ。なぜ救急車呼ばなきゃいけないかということを。

急いでるからさ、とにかく早くしてくれって言って、あんたたち三鷹の警察だからすぐやってくれるでしょって言ったら、ここは調布の管轄で手がでないから、所轄の警察呼ぶからちょっと待ってくれって電話した。そしたら、警察が呼んだんでパトカーが二台きた（笑）。赤灯ふわふわやって、横の空き地のところで俺降りて、ワゴン車の連中は黒の私服でしょ、パトカーは制服で、おまわりさん七〜八人いたわねえ。俺、真ん中で腕組んで、横を通る人はみんな徐行しながらニヤニヤ笑ってるのよ。あれ相当悪いことしたんだと思うよね（笑）。

で、刑事さんが、止めちゃって悪いよね、って言うから、俺、一時半から会議で時間がないから早くしてよって言ったのよ。「どちらに行かれますか」って言うから、東村山だって。「東村山のどこですか」っていうから全生園だ、知ってるでしょって言ったら、知らないっていうんだよ。

三鷹に住んでて知らないのって言っても、知らないって。それでわざと大きい声で「ハンセン病の療養所だ」って言ったら、「ああそうですか、じゃあなるべく早く終わらせますから」って。翌日、菓子折り持って三人で謝りにきた。その運転手と上司と、黒塗りの車でね。全額補償しますって言ってくれたの。だけどね、警察は保険に入っていないんだと。どうして入らないのって聞いたら、台数が多すぎて保険金が高くて、示談で話つけた方が安くあがるからって。

俺、レンタカー借りるけどいいかいって聞いたら、それはいいですってなった。ホンダに見積もってもらったら四十五万円ぐらいかかるって。いくらでも払いますからってね。それで、「石山さん、内輪の話で申し訳ないけど、マスコミにはちょっと黙っておいてください」って言うんだ。どうしてって聞いたらね、一週間ぐらい前に俳優の萩原流行が護送車とぶつかって、警察が悪いだのどっちが悪いだの新聞でやっていた。で、今度は身障者の車とやったんではさ、警バツが悪いってことだね。平身低頭で、それだけは表に出さないでくださいって言うから黙ってました。

とにかく社会復帰してから、面白いこといっぱい経験しましたよ（笑）。

だから運転免許を命がけで取ったというのは決して大げさではないんです。仕事につけなければ一家は食えないんだから。裁判で勝ってからの今なら、一定程度、国が補償してくれるから、そこそこの生活はできるけど、あの当時はわずかな障害年金と働くお金で生活やらにゃあいかんからね。生活保護も役所に行って申請するってことは前歴を話さにゃいけなくて。それができなかった。われわれの仲間はみんなそうなんですよ。かんたんに生活保護もらえばいいじゃないかと言うけれど、どこで何をしてどうなってって、厳しく聞かれるからね。

⑷五人家族と地域・社会

「ハンセン」のトラウマ

昔は今ほど、社会にハンセンの理解がなかったし、僕ら自身もトラウマになってたところがありました。

これは笑い話になったけど、大阪で社会復帰した人の話。ある日、新聞に大きく「ハンセン」ってカタカナで書いてあったんで、びっくりして捨てたって。旦那が「今日、新聞こなかったのか」っていうから、「来てなかった」って答えた。

奥さんは、まさか自分が捨てたって言えないから、「誰かが持って行ったんじゃないの」って言ったんだって。そのころよくね、よくポストの新聞が盗まれることがあった。だからそう言ってごまかしたんです。

ちょうどオリンピックの時で、世界記録をめざしてたハンセンという水泳の選手がおったよね。

旦那は健常者で、奥さんはハンセンを相手に隠して結婚した。だけど、そのくらい過敏なんだよ、「ハンセン」っていう言葉に。今も笑い話で言うんだけど、それほどのものだった。

でもその人は、裁判で補償金が出ることが分かった時に、旦那に説明ができないじゃん。それで困ってね、もらうのをやめようかっていう話を仲間内にした。でも、せっかくみんなが頑張ったんだからね、捨てることはない、旦那だってお金が入って嫌がることはないだろうってね。奥さんが話せないならということで、仲間が行って話をしたけど最初はよく分かんなかったそうです。

それでその仲間の人は、思い切って言ったんだって。自分はこういう病気だったが、病気が治って補償金もらったけど、あんた嫌かって聞いたら、そんなことはないって。

じゃあ、何があっても奥さんを責めないって約束してくれって言って話したら、なんでそれを早く言わなかったたって。なにも病気になったのは本人の責任じゃないんだから。それから運動にも応援してくれるようになりました。

人間の世界って、うんと深刻でも案外スッキリいく場合もあるし、楽観してたら逆に裏目に出るってことがある。分からないよね。

絹子の就職と子育て

女房が就職したのは川崎に来てね、二年ぐらいたってからです。子どもが小さいからずーとは働けない。だから俺の安月給でやっていました。

年子産んじゃったから大変でした。福祉事務所の人が、「石山さん、給料いくらもらってい るの」って言われてね。あの当時、安かったよ。四万円ぐらいだったかな。昭和五〇年（一九七五年）のちょっと前ぐらいで、いや、三万もなかったかもしれない。でも若い奴が社長に文句言ってんだよ。石山君は俺より高くもらってるって。仕事ができないのにって。そしたら社長が、「お前はチョンガーだろが。石山は家族がいるんだから、養ってるんだから、文句あるか」って押さえつけた。そしたら、こんなとこやっちゃいられねえってやめちゃった。

保育園にはすぐに入れてくれました。

あの時、保育園がすごく増えたの。当時の市長の伊藤三郎がね、いちばんに活かすべきところは何かってね。その時に、女房は最初、川崎の市立病院に就職が決まったんだけど、ローテンションあるから小さい子どもがいては、とても無理。せっかく採用されたけど、勤められないからって断りに行ったのよ。

そしたら、せっかく採用されたのに、働かないうちから辞めるのはもったいないけど、どういう条件なら働けるのって聞かれた。日勤だけなら働けるって。だけど年子がいて旦那が障害者だから、夜、赤ちゃんの世話ができないって言いました。そしたら保育園でゼロ歳児の看護婦が必要だから、勤めてくれって言われて、最初から保育園で働きました。それから二十年間、勤めることができたんです。

毎年毎年、ゼロ歳児。若いうちは良かったけど、小さい体で一人おんぶして、一人抱っこしてね、体こわしちゃったの。今ふり返るとよく頑張ったなって思う。

ハンセン病患者の家族

社会復帰してから女房の方が僕よりうんと辛い思いしたと思う。僕をかばわにゃいかんしね。団地入った時だって僕に言わないけど、陰で石山さんのお父さん普通の人じゃない、なんであなったんだろうって…。うちの女房が近くに行くと、パッと話が止まっちゃうっていうんだよ。で、愛想笑いしてね、分かるじゃない、雰囲気で。それを耐えていくのが辛かったって言ってました。

それが結局、今の家族裁判(注1)に繋がるわけですよ。家族がどんなにみじめな思いをして社会で暮らしたかということです。

結局、母親として子どもを守らなければいけないという意識がそうとう強かったと思うんです。子どもの模範になりたいという気持ちも持っていたようだしね。

僕も、子どもはね、これからの生活があるから、特定できるようにはさせたくないと思っています。知らない人はいいけど、うちの子ども見たら、自分だってすぐ分かるからね。娘がうちに来た時話して、お父さんとお母さんのことはどう書いても構わないけど、私たちのことはあまり言わないでねって釘刺されました。友達関係もあるからね。子どもは子どもの長い人生がある。別に悪いことしているわけじゃないけど、癩《らい》者の子どもというか、そういう目に見えない辛さを背負って生きていると思う。

僕ら自身は、社会に出て大変は大変なんだけど、特に国が謝罪してからは、わりとあっけらかんと、「俺ハンセン病だよ」「懲役、何年くらった」とか言っちゃって、刑務所でも初犯で殺人しても十五年ぐらいで出られるのに、僕らは二十年三十年の人がいっぱいいるって（笑）。そんな冗談言えるけど、家族は外に見えないだけにね。家族ってのはなかなかね、周りの人間が知ってても、女房も俺のことは近所に言わないもの。近所の人も聞いたら悪いんじゃないかという、セーブもかかるんでしょうね。家族のことは僕が言うより女房から聞いた方が値打ちあると思います（笑）。

一家を救った高橋先生

上の子はそうでもなかったけど、一番下の子がね、保護者会にお母さん来てくれって言われたことがあった。

食事の時に「明日、お母さん、保護者会に、授業参観に来て欲しい」って言ったら、女房が「今日言われて、明日休みとれない」って言ったのよ。保育園に勤めていたからね。一週間前なら休みとって行ってあげたけど、お父さんPTAやっているからお父さんに行ってもらおうって言ったらさ、ちょっと沈黙が続いて、「お父さんが来るなら、俺、明日学校に行かない」って言ったからね。ちっちゃい声で。こりゃあ何かあったなって、すぐ分かったの。

で、子どもはご飯食うのをやめちゃって、隣の部屋っていってもそんなに広い家じゃないけど、自分がいつも座るとこに行っちゃたの。何があったか聞いてみって、女房に言って、女房があとで表に連れ出して聞いたら、「僕はお父さんが学校に来るとつらいんだ」って言ったって。どうしてって聞いたら、「お父さんが学校に来ると、皆んながお父さんの真似をする」って言うんだよ。腰を曲げたり、手を曲げたり。別にからかうわけじゃないけど、わざと僕に見せるって。「僕はお父さんが可哀想で辛いんだ」って。どうしてお父さんはああなったのって、女房に聞いたらしい。

「お父さんは、子どもの頃、神経が麻痺する病気になって、ああなっちゃったけど、別にお父さんのせいじゃないんだよ。病気だから、誰でもなることあるからね」って言ったら、そりゃあお父さん可哀想だって。

でも、「お前のお父さんはなぜ口が曲がったり手が曲がったりして変な顔になったか、お父さんから聞いて皆んなに報告しろ」って悪ガキに言われたらしい。「だけど僕はお父さんが可哀想で、そんなこと聞けない」「だからお父さんが学校に来ると辛いんだ」って言ったという から、こりゃあほっとけないなと思って、翌日、「お父さんは学校に行かないからお前行け」って学校には出したのよ。授業参観に、俺も女房も行かなかったの。

それで、その日の夕方か次の日か、子どもがいない頃を見計らって学校に行って、先生が教室にいたから、「ちょっと相談したいことがありますが、時間ありますか」って言って二人で話しました。

「突然だけど先生、途中で放り投げて申し訳ないけど、PTAを降ろさせてくれ」と言ったんです。「どうして?」っていうから、ちょっと事情があってって言ったら、「石山さんがPTAの中心になってね、皆んな協力してすごくいい雰囲気でやっているのに、急にやめたら辛いから続けてください、何か訳があるんですか」っていうから、どうしようかなと思ったけど、「先生、ちょっと変なこと聞くけど、『砂の器』という映画、観たことありますか」って聞いたの。「あります。あれは人権を扱ったとても考えさせられるすごくいい映画です」って言うから、「実はうちの親子もあの主人公と同じです」って言ったんです。そしたら先生、びっくりしちゃって、「えー、そうですか」って。「そうですよ、見てください」って、あらためて手を見せたのよ。

それで、僕は何言われても、慣れてるしょうがないんだけど、子どもが親のことで言われるのは非常に辛い。だから僕が学校に来ないようにするために、ＰＴＡを降ろさせて欲しいって言ったらね、先生は考えていたけど、「分かりました、私に任せてください」って言われました。明後日結果を聞きに来ますから結論出してください、と言って帰ったの。

でその日に、もう子どももいないだろうと思って行ったんだけど、子ども達がいたの。これはあとから聞いたことだけど、先生が翌日に子どもを集めて、今日は大事な話するって言ったそうです。「石山君のお父さんは身体障害者で体が不自由だけど、そのことを石山君に言ったりすることは人間として恥ずかしいことだ」と。「私の教え子が、そういう人に育って欲しくない」「私は石山くんのお父さんを尊敬している」って先生が話したそうです。

なぜかというと、先生が担任になってＰＴＡを決める時に、誰も手を挙げないし、適当にピックアップして推薦したら、「私たちはできない」「能力がない」「忙しい」とか言って、誰も決まらなかった。一時間で決めるはずが、四十分たっても決まらず、先生も焦って、抽選で当たった人は強制的にやってもらいますって言ったら、先生、それは民主主義じゃないって、お母さん達が言い出したのよ。こりゃあしょうがねえと思って、俺が手を挙げて、「先生、ごらんのとおり障害者ですけど、僕ができる役はなんでもやります」って言ったの。一人でもいいからやります、って言ったの。

先生が「石山さん、手を挙げてくれてありがとう」って言ったら、他のお母さん達がね、障害者の石山さんが手を挙げて、やるって言っているのに、傍観するわけにはいかないって思ったのか、四人ぐらいのお母さんが、「石山さんがやるんだったら、私たち協力します」ってね。石山さん中心にこのクラスでやりますって、五人決まったんですよ。

だけど、全部で十人いるんですよ。ポジションが五つあって、それに正副がつくからね。それで知り合いのお母さんが顔見知りのお母さんに、「勉強するつもりで石山さんに協力してやりませんか」って言ったら、あっという間に十人が決まったのよ。

そのことを、先生が子ども達に話したんだって。やる能力があるのにやらないことは良くないって。だけど石山君のお父さんは障害があって大変だけど、人がやらない時に勇気を持って手を挙げたのは人間として素晴らしいことだって。それで共鳴した人が出て、あっという間にクラスの役員が決まって、先生はとても助かったって。だから、先生は石山君のお父さんをすごく尊敬しているって。ああいう人を尊敬しないなら、尊敬する人はいませんって、言ったんだって。

それで、障害があるというのは本人の責任ではない。誰でもなり得ることで、それを人より劣っているからといって馬鹿にしたり真似したりって、そういう人は人間として最低だと。自分の教え子がそういう人になってほしくない。子ども達に分かるように説明したんだって言うんです。

で、今日は、お父さんが四時にくることになっているから、皆さん残ってて、暖かく迎えましょうって言って、皆んな残ってたらしいの。

俺は、子ども達がいないと思って行ったけど、窓越しに見たらまだいるじゃない。それでちょっと早く来すぎたかと思って帰ろうとしたら、ぱっとドアがあいて子ども達がわあーと出て来てさ、「石山君のお父さん偉いんだってねえ」「先生に言われた」「もうイジメない」ってね。飛びつく子から、調子に乗って後ろから回し蹴りする（笑）のとか、いるんだよ。ふざけて。後ろから飛びつく子とかね。

女の子は、「お父さん、私たちできることは何でも協力するから、言ってね」って。手が悪いから、できないことお手伝いするって言ってくれて。で、うちの子はどうしてるかと思ったら、真ん中でニコニコ笑っているんだよ。嬉しそうにさ。お父さん、学校来ていいよって。


それから、先生が、お父さん来たから帰っていいよって、皆んな帰らせたわけ。「先生、何かあったんですか」って聞くと、「いやあ、お父さんの話聞いて、私も考えさせられた」と。「まさかそういう病気だと知らなかったと、普通の障害者だと思っていた。そういう深い悩みをかかえていたとは、気がつかずに申し訳けなかった」ってね。子どもに対しても配慮が足りなかった、反省しているって、丁重に謝るから、いや、先生が謝ることないよ、分かってもらえばいいんだからって。

それで、子どもがすごく明るくなったのよ。

「お父さん、なんでそうなった」って、俺に聞くんだよ。「いやあ、お母さんが言ったみたいに、神経の病気でこうなった」っていったら、「痛い？」って。「いやあ別に……」、感覚ないって言えないからね。「慣れてるからどうってことないよ」って言ったら、「僕、大きくなったらお父さん助けるからね」って、泣かせるようなこと言ったのよ。「そんなら、よろしくね」（笑）って、今ならね。でもその時は「そうかって」って言って。喘息持ちだったから、発作が出ると、夜、病院に車で連れて行ったのよ。二年生から三年生のころね。そしたら、「お父さん、こんな夜中に僕を病院に連れてきてくれてありがとね」って言って、「お父さん歩けなくなったら僕が病院連れてくるからね」ちゅうて、子どもが言うから楽しみにしてたらとんでもない。最近は「俺は俺でやってくから」（笑）、子供から絶縁されてる（笑）。一番下のやつ。


高橋雄幸先生は当時五十三〜四歳ぐらいだったかな。子どもが中学校を卒業するころ癌で亡くなった。昔のＰＴＡの連中と一緒に見舞いに行ったけど、町田の鶴川にあった病院に入っていて、すごく痩せちゃっててね。

その時、「先生、ありがとうございました、先生のおかげでうちも救われました」って言ったのよ。そしたら痩せた手で手を握ってくれて、「あの子は素直だから、立派な青年になるから、家族で力を合わせて幸せに暮らしてください」って。細々と言ってね、他の人もいたから詳しいことは先生も言えなかったけど。それが最後でした。

それから、中学に行ってもそういうイジメはなかったというよ。でも自分の中では父親がこういう障害をもっているのは、どこか負担に感じていると思う。

子どもたちのこと

子どもには、女房がハンセン病だと説明したの。「そう言えば子どもの頃、御殿場に行った時、お父さんに似た人がたくさん居るなと思った」って。手がみんな似ているからね。当時何の病気か知らなかった。だけど聞いて調べたんじゃないかな。

「お父さん、ハンセン病でごめんね」って言ったら、「産んでくれたお母さんと、お父さんついでだけど感謝する」って（笑）。だけど、「お父さん偉いね」って言うの。

昔、娘は僕のこと、ハンちゃんハンちゃんって呼んでました。最初聞いた時、春平だから、ハルちゃんって言っているのかと思ったらそうじゃない。ハンセン病だからハンちゃんと言っているって。さすが俺の娘だ、と思ったよ。

その娘が女房に、「お母さんは、男の人にもてなかったんでしょ」って言ったことがあった。「そんなことない、お母さんだってもてたよ」って言ったら、「お母さん、もてないから障害者のお父さんと結婚したんでしょ」って言ったもんだから、女房が怒ってなあ。「とんでもない。

私は身体障害者の人と結婚したんじゃない。石山春平という青年と結婚したんだ」って、ピシャッと言ったって。

そしたら娘がね、その時は怖くて何も言えなかったけど、二十歳すぎてから、お父さん、私、小さい頃、お母さんに叱られたけど、今、お母さんを尊敬してるって言うんだよね。どうしたって聞いたら、「私、お母さんのプライドを傷つけること言った」って。「だから、お父さん、お母さんを大事にしてやってね」って言うから、「大事にしすぎちゃって今大変だ」って（笑）。いいんだよ、お母さんは気が強いからここまでもってきたんだからって。結構、娘は優しくしてくれてる。長男は無口であんまりしゃべらないけどしっかりしてる。俺もムクチだけど、俺のは六つの口だから（笑）。

中学生くらいの時、娘は避けていたけど、今は優しくなってね。この前も、「お父さん、インフルエンザの予防注射しないの」って聞いてくれて。「しないよ。ハンセン病にかかったから、他は病気のほうから逃げていく。神様が気の毒がって、これ以上小さな病気にさせないのか、病気のほうがあきれ返って逃げていくのかそれは分からない」って応えたよ。あんまり寝込んだことないです。その点は世の中うまくできてると思う。障がい者の役員の会合も、夜から昼間にするようにアドバイスしてくれました。三人とも素直に、まじめにそれなりの生活してます。

子どもが高校出た時に、「お父さんも裸一貫で稼いできた。だからこれからは、お前たちも稼いで生活しなさい。家から一銭も持っていっちゃいけない。その代わり家にも一銭も入れなくていい」と。そしたらね、律儀に、一回もお金欲しいって言ったことない。だけどかわいいからさあ、じゃまになるものじゃないからって、こっそりあげると、「お金じゃなくて、お父さんの気持ちをもらっとくんだからね」と言ってね。今、生きててよかったなあ、と思います。

近所の子どもとお母さん

子どもっていえば、団地に住んでいてこんなことがありました。

子どもはわりと正直にものを言うでしょ。「おじちゃん寒いの？」って、陽気のいい時に聞くわけよ。「いやあ寒く無い、暑いよ」って言うと、「おじちゃん手がかじかんじゃってるよ」って（笑）。子どもらしい発想なんだよね。病気だとか考えないで、寒いからかじかんでると思うんだね。

そしたら側にいたお母さんが叱るのよ。そういうこと言っちゃいかん、って。「お母さん、いいんだよ。子どもは正直になんでも言うんだから、それを抑えたら却って良くないから」ってね。

それで子どもに、「おじちゃんは小さい時に、神経が縮こまる病気になっちゃったんだよ」って。だからじゃんけんしてもパーはできないんだよって、いつもグーばっかりだから負けちゃうんだよ、って。そういう話したら、「ああ、そうなの」ってね。

「指どうして短いの」って聞くから、相手が大人なら「生活に困って、パッと切って保険もらった」って言おうと思ったけど（笑）、子どもだからそういうこと言えないよね。いや、指が曲がっちゃうと怪我して、そこが化膿しちゃうと短くなっちゃうんだよ、っていうと、「可愛そうだね」って、子どもなりに心配してくれる。

聞いちゃいかんって言って叱ったり、抑えたりしたらだめで、子どもは子どもなりに理解する。物事を隠すと余計に変なふうに解釈するからって。お母さんにはそう言ったら、「石山さん、普通は障害を隠すし、聞かれたら嫌な顔するけど、あなたは嫌な顔しないですね」って。子どもの言うことは本当だから、それに応えなきゃあね。

昔はハンセン病に対する知識がなかったから、病気がうつるだの強力な伝染病だの、社会から我々を追い出して収容所に送るために、国がそういうふうに流してね、社会にいたたまれないように仕向けたわけよ。それを、親は本当だと思い込んでた。だから僕と遊ぶと、病気になるから遊んじゃいかんって、言われたんだもの。

団地のおばさん

僕が住んでいるところで、近所のおばさんに、よく冗談であんた達とも三十年四十年の長い付き合いで、みんなおばあさんになったけど、「僕をどういうふうに感じた」って聞いたら、最初は怖かったって。顔が能面で表情が出ないから。そこへもってきて、普通の病気じゃないって噂が出て、だけどはっきり聞くわけにいかなくて、ちょっと珍しい病気だろうなって言ってた。けどそれを否定する人もいたんだって。そんな病気なら奥さんが結婚するはずないでしょと。だから、みんな「石山さん、結婚してから病気になったんですか」って聞くんだよ。いや俺は最初からこうだよって。「それで奥さんと結婚したの？」、そうだよって。「じゃあ、あんた口説いたの？」っていうから、いや、俺が反対に口説かれたんだよって（笑）。僕が女性口説けるわけないでしょってね。いまなら、おばさん口説くかもしれないけどって言って笑わしてる（笑）。

だからうちの団地のおばさんたちに言うと、みんな感心するわけ。ほんとにそういう病気になった人に見えないって。私たちは障害者だと思ってないよ、っていうんだよ。

だって、結構、団地の中にも後遺症で障害を持った人がいる。その人たちは人生を諦めて、今まで元気でやっていたのに急にダメになっちゃって、性格がいっきに変わっちゃったりする。人と話するのが嫌だって。自分が惨めに思うというんだよ。「あんたそこから抜け出さなくちゃだめだよ」って言うんだけど。そういう人を見てるから、あんたは自分で平気でハンセン病の話をして面白いこと言うけど、それが自分だったら絶対に口に出さないって言うんだよ。自分の過去をね。いや俺はこれで飯食ってるから（笑）ってね。また冗談いうと、そこがあんたのすごいとこだと、普通だったら、自分の障害のところを喋って飯の種にしているなんて言わないってね。

だけどそういうすごいのを歩いてきたから、あんた明るさがあるんだね、って言ってくれる。あんた親切だって言ってくれるの。俺はそんなに人に親切にしてるつもりはないんだけどね。おばあちゃんが道歩いてて大変そうなら、家に帰るんだろ、乗って行けやって言うよ。うちはバス停から坂が長いからね、年寄りの足だと三十分くらいかかるのよ。悪いね悪いねって、俺、年寄り乗っけるの好きだからってね（笑）。若い子ならいいのにねっていうから、若い子は俺の方が怖いってね（笑）。こんなバカなこと言ってるから、みんな気楽に話してくれるのよ。

親父と孫

親父には子どもの顔を見せることができました。うちに来た時、俺は知らなかったけど、癌だったんです。かなり進んでいた、だけど気力を振り絞って来たんだろうね。それも静岡から各駅停車でやって来た。川崎駅まで来て、それから南武線。僕はその時、平間に住んでいたからね。「なんだ親父、新横浜まで新幹線でくればよかったじゃないの、迎えに行ったのに」と言ったらね、「いや、新幹線に乗る金で、お前の子どもになにか買ってやろうと思った」って。「別に急ぐ旅じゃないから」って。病気のことは隠していたんだね。「俺も歳だから来れないかもしれないけど、仲良く子どもを育ててくれ」って。

それで、女房に「今まで長く生きてきたけど、今が一番嬉しい」って話しました。「春平が結婚できると思ってなかった。まして子どもなんて夢にも思わなかった。二人も子どもの顔を見たことは一番の幸せだ」ってね。「嫁に来てもらうだけでも嬉しいのに、こんな可愛い子を産んでくれて、いつ死んでも悔いはない」って女房に言って、幸せそうな顔をしてました。だから、あれは親孝行っていえば親孝行したのかなって思っています。いろいろあったからね。

思わぬ出会いと親父の話

親父は結構面白い人だったよね。川崎の障害者の人たちを連れて伊豆に旅行に行った時のこと。土肥温泉に「富士屋ホテル」がありました。名前は立派だけど小さいホテルでね。そこで泊まって、朝七時半ごろかな、起きたら中居さんが布団上げに来て、カーテンをバアーって開けたの。そしたら海がキラキラ光って、駿河湾がね。「いやあ、今日は日づらいなあ」って、俺言ったのよ。そしたら中居さんが、「お客さん、静岡の人？」って言うからね、そうだよって言ったら、「遠州でしょ」って。どうして分かったのって聞いたら、眩しいことを「日づらい」っていうのは遠州だけだって言うんだよね。「なつかしい」って、中居さんも遠州だというのよ。「お客さん遠州のどこですか」っていうから、浜岡だって、相手も知らないって思って言ったら、「私も浜岡だ」って。

びっくりしてたけどね、話聞いたら、隣の村から浜岡に嫁に来たんだって。いろいろ話しているうちに、「私、あんたのお父さん知ってる。お父さんにとってもお世話になった」っていうの、若い時に。うちの親父、なんで若い女世話したのかな（笑）って、一瞬、思ったけどさ、どうしたのって聞いたら、昔は川の堤防の草刈りに共同作業で一軒一人ずつ出たわけ。だけど、男はもったいないから出ない。女の人ばかり。で、うちはお袋いなかったから親父が出たわけよ。女の人は鎌研げない、まして嫁で来たような人にはできなかった。それで親父が鎌研ぎやってたの。親父も人を笑わすのが趣味だから、結構エッチなことも言ったりしてね、笑わして。

いっつもお世話になったたっていうわけよ。鎌研いでくれたり、みんな笑わせて楽しくしてくれて、あのお父さんだったのね、ってさ。

そしたら、うちの仲間が「こんなとこにも知ってる女がいるのか」って（笑）。ああ、全国にいるんだよって、輪かけて言うからね。いや、へんなとこに縁があるんだなって思った。

親父の葬儀と絹子の悲しみ

父親の葬儀の時、兄貴が来るかって言ってきた。「来い」とは言わない、「来るか」って言うからさ、行くよって。近くに来たら電話くれっていうから、電話したの。そしたら従兄弟が来た。「遠いとこ来てくれて悪いけど」って、親戚だけならお前を呼ぶんだけど、親父も結構付き合い広かったから、俺を知らない人が来てるっていうのよ。どういう人だって、田舎の人は聞くから、まして家族席にいればね。それはちょっと、ここで待機していてくれと。時間がたったら呼びに来るからって、旅館に待機したの。縁遠い人は来たらすぐに帰る。親戚だけ残れば、みんな知ってるから、呼ぼうって。俺はハンセンだから、みんな仲間もそうされてるから、しかたないと思うけど、女房としてはショックだったんだなあ。

女房は川崎市の保育園に勤めてたから公務員だった。それで忌引きをもらえるんだよね。でも証明書を出しにいかなきゃいけない。それで困って葬式のハガキ出して通ったけど、そういう制度は知らなかった。女房にはいろいろ辛い思いをさせて、まさか、田舎まで行って葬式に出席できなかったとは言えないものね、病気のこと内緒にしてるから。

僕が知ってる松丘保養園（青森市）の入所者もそうだった。せめて野辺送りでもって行ったらね、絶対家の近くに来るなって親戚から言われてさ、仕方ないから近くの山の高いところから、野辺送りは列を作って行くから、それを二人で見たって。実の親の葬列に加わることができなかったのは、本当に辛かったって。そういうことみんな体験してるんだよ。

俺自身はなんでもなかったけど、女房としては辛いよね。近くまで行っててね。「どうして、お父さん、親子なのにさ、なんで呼んでくれなかったの」っていうから、「それはお前には分からない」って言ったのよ。家族のあれは…。


俺が言うのもなんだけど、親父は結構人望があったのよ。だから知らない人も大勢来てくれたの。みんなが帰って俺が行った時に、昔は表に大きな花輪を並べたけど、あれが百本並んだですよ。田舎だから敷地が広くて、屋敷の中に畑と家があるんだけど、そこにずうーと並んだのよ。俺ん家は、いつの間にパチンコ屋になったかと思った（笑）。色は違うけどね。

うちは普通の農家。俺がいる頃、田んぼと畑と合わせて一町歩ぐらいかな。だけど俺が知ってる範囲じゃ、お葬式っていったってね、せいぜい三〜四本じゃないかな。今は田舎でも花輪なんて出すとこないけど。

兄貴は、花輪より香典もらった方が良かったって言ってたけど。花輪なんて終わってしまえば、片付けるだけだからね。

でも、俺が帰った時、うちの村のおばさんが、「あんたのお父さんは偉かったよって、だからあんなに並んだんだよ」って、「嫁に来て六十年くらいになるけど、あんなに並んだの見たのお宅だけだよ」って言われた。嬉しかったね。

政治家は付き合いだけど、うちの親父はそんなことじゃないからね。兄貴も、全然知らない人から花輪がきたから、親父とどういう関係だったか聞いたんだって。そしたら、戦後の食べ物がない時に、「捨てるような芋があったらください」って声かけたんだって。親父が畑で芋を掘ってたから。「子どもに食べさせてやりたい」って言ったら、掘ってるやつを三株だかくれたっていうのよ。戦後の食料の無い時にね。三株だから十個ぐらいあったんじゃなかったかね。その時の嬉しさが忘れられなかったって。

いいことしとくもんだなと思ってさ。俺も宝くじ当たったら、こういうことしたい（笑）。

でも俺、多少、親父の血を引いてると自分で思う。

そのおばさんが言うんだもの、あんたのお父さんはとにかく楽しかったって。一緒に仕事してもみんなを笑わせてね、絶対人を傷つけるようなことは言わなかったって。そういう親父だけど、俺は十五年しか一緒にいなかったからね。それも三つ四つじゃわからないし、物心ついてからだと十年ぐらいかな…。

療養所には年に一～二回やって来た。川崎で所帯もって暮らし始めた時にも来てくれた。あの時、兄貴には内緒で二百万円持ってきたの。昭和五〇年（一九七五年）に亡くなったから、前の年の四九年かな。ポケットが膨らんでるから、「親父、何入れてるんだ」って聞いたら、「大事なもの入れてきた」っていうんだよ。束で二百万。

平間のアパートにいた時で子どもが産まれて三月ぐらいたった時かな。「お前を病院に放り込んで親らしいことしてやれなかった」と言ってね。孫を抱いて、思い残すことはないって言ったのは今でも忘れない。

これは兄貴には内緒だからって、大事に使ってくれって。そのお金、うちの女房は十年間、一銭も手をつけなかったよ。「あの時の金、どこいった」って聞いたら、「あれは子どもが貰ったんで、お父さんがもらったんじゃない」ってさ（笑）。俺には触らせなかった。だからうちの女房もすごいよ。

亡くなるちょっと前に来た時には、娘も生まれて、一人前になったから、とにかく、身体だけは気をつけて、夫婦仲良くやれ」って言って、「お前はいい嫁もらって、俺は嬉しい」って言ったのよ。

うちの女房も如才ないから親父を大事にしてね、俺を大事にしないけど（笑）。帰るとき、女房はお別れのつもりで手を出したのよ。そしたら、親父はポケットに手入れて、手握ったときにお金があったから、女房は「お父さんこれは？」って言って、返そうとしたら「いい」って。俺はべつに急いで帰ることもないから、各停で帰るからって。四時間かかるんですよ。川崎から掛川までね。子どものおもちゃでも買ってやってくれって。それが最後でね。女房は女房で、その金、すぐ貯金しちゃって。子どものために。みんな俺の前を素通りしちゃった（笑）。

親父は、俺が結婚するって話した時、患者と結婚すると思ってたの。患者じゃないんだよって言ったらさ、びっくりしてさ、「そんな人いるのか」って言うから、俺もちょっといい顔しようと思って、患者で健常者と結婚するのは俺が初めてだってちょっと法螺《ほら》吹いたの（笑）。あの療養所じゃあ初めてだったからね。「お前のどこがそんなに気に入ったのかな」っていうから、俺じゃあ分からないから女房に聞いてくれって言ってさ。

親父も喜んで、家に帰って健常者の人を嫁にもらったって言っても、まわりは信用しないんだよ。病気が治って社会に出たってことも、みんな半信半疑じゃん。それで俺が撮った写真見せたのよ。女房とうちの親父と子ども抱いてるの。それ見て、これは患者じゃないらしいって。看護婦さんと一緒になったって言ったらさ、良かったね、良かったねって近所の人がね。近所の人も俺が帰るとすごく喜んでくれるよ。

仲間の中には、家に帰るっていっても、いまだに内緒で帰ったり、家では会わずに他所《よそ》で会ったりするのが多いですよ。

ハンセンは隠し事をね、好きでやってるわけでないんだけど、ちょっとしたことで親戚中の、へたすると家族崩壊につながる恐れも現にあった。だからみんな、分かるにしても自然に、あそうだったか、というように分かる感じで、一気には教えないというか、そういうのをみんな体験してるわけです。

(5)「青い芝の会」との出会い

脳性麻痺の隣人

隣の団地に脳性麻痺の人がいて、子どもの保育園で一緒になりました。

僕は、それまでは近所の人に、自分は「脳性麻痺だ」って言ってたの（笑）。だけど全然違っていて、こりゃあ脳性麻痺の人に失礼だなと思って。それからは「小児麻痺」だって言って（笑）、ごまかしたけど。それまで脳性麻痺って知らなかったから。ハンセンとぜんぜん症状が違うんだもの（笑）。

同じ保育園なんだけど、脳性麻痺の親は言葉が自由に話せないから一般の親とは接触がないわけよ。僕は僕でハンセンだから、あまり親しくしないでしょ。だけど障害者同士だから話し始めてね。お互いに気が合って話すようになりました。

同じ遠州の人で、僕は浜岡で彼は掛川だったこともあって、車で彼の実家まで、毎年、新茶ができるともらいに行って、いっそのこと商売やろうということになった。彼の親父さんが製茶工場の人と親しかったんで、お金は売ってから払えばいいからって、お茶だけ送ってくれたのよ。袋に入ったやつをね。一本、五百円で仕入れて八百円で売って、その下の奴が二百円で仕入れて五百円で売って。一番安いのは百円で仕入れて三百円で売って。

以前は、その脳性麻痺の人がリュックしょって、奥さんと二人でやってたんだけど、いくらも回れないんだよ。それじゃあって、僕の車で行こうって。車に積んで、結構売れたのよ。ガイドヘルパーの仕事をやりながら。

傑作なのは、遠くへ行けばいいと思ってね、相模原、津久井湖の方へ行った時のこと。三本しか売れなかったんだよ。あっちはお茶が結構あるんだよね。足柄茶の産地だなんて知らなかった。これじゃあ間尺に合わないねって。

都内から横浜、川崎と、保育園を月に一回ずつ回っていくと結構、売れるんです。だいたい一回ぐらいなら買ってくれる。それが順調にいって結構売り上げがあったのよ。これいいなってやってたら、保育園の方で、出入りの業者は店舗を持っているところでないとダメだってなったの。市の方で、行商から買ったやつは助成金の対象にならないとかなんとかで。

そしたら保母さんが、可哀想だから私たちが家庭で買うと。個人で買うのは構わないって、園長先生が言うわけよ。園で使うのは店舗のあるところでないとだめ。行政の指導だから分かってほしいって。でも保母さんたちが、一人で五本とか六本、買ってくれてね。半分、お情けだと思うけど。

「青い芝の会」のバス闘争

彼と付き合うようになって、「青い芝の会」の運動を知りました。そのころ路線バスで車椅子の乗車拒否が続いたのでそれに抗議する運動がありました(注2)。

電車でも、桜木町の駅なんかで座り込みやりました。昔は車椅子を、駅員が持って階段上がってた。一人ぐらいならなんとか上げられるけど、そんなにできることじゃない。それで電車に乗せないバスにも乗せないというのはおかしいってわけで、いくら言っても聞かないなら、集団で行こうって。車椅子、十台ぐらいで行って、駅員に上げろってやったら、三人上げてクタクタになっちゃう。しかも電動で乗っている人がいた。今は軽くなってるけど、そのころは重くてね。それを四人で抱えて上げるわけ。それで音を上げたんで、「それならエレベーター作れ」って要求した。

ところが障害者の彼らは、現場に行く移動手段がなかったんです。ちょうど横浜に地下鉄ができた当時かな。地下鉄に行くまでのバスがないんだもの。じゃあ俺、横浜まで送ってあげるよって。みんなの家をまわって乗せて、桜木町のビルの地下に降ろした。それで夕方迎えにくるわって言ってね。彼らはここで横浜の仲間と合流したんだね。

だから駅にエレベーターやエスカレーターを設置させたのは、「青い芝の会」の運動が大きかったんです。あの人たちの運動がバリアフリーの先端を切り開いたと、僕は思っている。一般の障害者はそこまでできなかった。彼らほんとに命張ってやったんです。

僕は自分がハンセン病だとは言えなかったから、そんな表立ってできなかった。今だったら平気だけど、あの当時ハンセンのことあまり口にしなかった。でも脳性の人は気がついていたって。なんで分かったって聞いたら、厚生省に行った時、ハンセンの人が来てたって言うんだよ、「ああ石山さんにそっくりだ」って（笑）。だけどそれは時間が経って親しくなってから、言われたことです。だから、そのうち事情が分かるから、言うべき時には言った方がいいなと、その時に思ったね。

そこで初めて、障害者が立ち上がる姿を見ました。僕にはこの経験があったから、ハンセンの裁判起こした時だって平気だった。人間、なんでも経験が大事だなって思いました。

バス闘争は二年ぐらいでした。そのうち行政の方と話をつけて、乗車拒否しないっていうことになりました。それから、僕ら障害者仲間がだんだん入っていったんです。昔はバスに地べたからいきなり乗ったでしょ。今みたいに、バス停が高くなかったから。道路から直に乗った。だから、足のいい人は乗れるけど、足の悪い人はステップが高いと上がれないですよ。

今のバス停は、地べたより十五センチぐらい高くなってるでしょ。ステップそのものも低くなっているから、そんなに足を上げなくたって、ステップに足をかけられるけど。やっぱりこれじゃあいかんなってわけで、障害者の仲間でバス停の改善をやろうってことで、それから、視力障害者の人たちが、点字を駅につけるとか、エスカレーターとかに付けるようにして。みんな熱心にやった。若かったから。

やっぱり声を上げなくちゃダメだなって思いました。だけどハンセンの人は声を上げないんです。なぜかって言うと、社会から偏見・差別を受けて、人間扱いされなかったからね。強制収容は残酷だったんです。問答無用だった。だからそこに居られなくて、よそに引っ越した人がいっぱい居たんだからね。

彼らの通訳もやりました。役所へ行っても、行政の人たちは脳性の人からわあーわあー言われても分からない。で、日本語通訳したのは私が初めて（笑）だって。

病院に行っても、「言葉の分かる人を連れてこい」って言われて。石山さん、ついてってくれって言われた。今の俺なら、結構、気の利いたことも言えたかもしれないけど、俺も塀のない刑務所みたいなところに居たんだからね。社会との接触もないままに社会復帰して、しかもハンセンのこと隠してた。だから脳性の人が俺の病気を分かってくれるようになってから、俺も強くなってね、平気で言えるけど。脳性の人には言ってたの。「俺、ハンセンだよ」って。「うつるか」って言うから、「さあ、わかんねえよ」ってね（笑）。

彼らは、分かってもね、そんなに気にしないよね。それこそ、コーラなんか飲んでてテーブルに置いとくと、「石山君、これ飲んでていいか」って言うから、「病気になったって責任もたんぞ」って（笑）。そう言うと、「俺も同じようだから構わねえ」って、向こうもやり返した。向こうのやつ飲めっていうから、「俺これ以上、身体が不自由になったら困るな」って言ったりして（笑）。冗談言えるようになったらもう大丈夫だね、お互いに。

「青い芝」との交流は最近でもあるけど、もう「枯れ芝」だって言ってます（笑）。この前、シャロームの家（横浜市磯子区にある就労継続支援B型事業所）に行った時に、脳性麻痺の人が「石山さん、久しぶりだね」っていうんだけど、俺、誰だか分からなかったのよ。それでも「なんだ、生きてたのかよ」ってお互いにさ（笑）。名前聞いて、あの時青年だったよねって言ったら、そうだって。二十年、三十年も昔だったからね。

横浜の人もおそらく亡くなってると思うよ。戸塚の人も亡くなったし、川崎の人もほとんど亡くなったから。

障害者団体との関わり

障害者の団体との交わりのきっかけはね、一般の障害者っていったらおかしいけど、体幹障害の、背中が湾曲する人がいた。洋服屋さんだった。昔は障害者っていうと、判子屋さんとか時計屋さんとか、洋服屋さんとかが多かった。職業訓練所で彼は洋服の仕立ての修行をした。でも、本人では仕事が取れないから、下請けやってたんだよね。

問題は自分でデザインできないこと。型があって、それで作るでしょ。だけど、洋服ってスタイルが変わらない。そんでデザインを自分で考えてできる人が成功するんだけど、ただ、向こうからきたのを作るだけだというと、だんだん吊るしの背広が多くなったでしょ。注文する人がいなくて、大量生産になって。それで彼は工場に勤めに出たの。

無理したんだろうね。家族を抱えていたからね。そんなに無理しなくたって、いざとなったら生活保護もらえるんだから、生活保護もらったらいいよ、って言ったの。そうしたら、「いや、男としては自分で働きたい」って言ってね。なんか、パーツを作る会社に勤めたんだよね。車で通っていたけど。

結局、障害者はね、職業につけたという喜びの方が大きいんです。なかなか採用されない時代だったからね。だから残業も自分から望んでやったんだよ。身体壊すからやめとけって言ったのに。普通八時間やるとこでも五時間ぐらいにした方がいいよって言ったんだけど、生活かかってるから、フルタイムでやってなおかつ忙しい時には、買って出て残業やって。身体壊したんだね。三年ぐらい働いてダウンしたの。

戻って五十半ばぐらいで亡くなった。子どもが小学校に行ってた時だったけど。

やっぱり、あとで奥さんに聞いたら、背中が曲がっているということは肺がいつも圧迫されて、内臓も圧迫されるんだって。容積が狭くなって。だから、胃と心臓がくっついっちゃうって、そういう影響が出たって言ってたよ。詳しいことは医者じゃないから分からないけど…。

そういう人との関わりのなかで、川崎の障害者仲間に入ってね、今は川崎市の肢体障害者協会の会長やってる。

昔は結構人数が多かったの。会長は助川さんがやってたけど、亡くなって天国へ行っちゃった。それで、若い人はそういう組織に入らないんですよ。インターネットが発達してるでしょ。組織に入らずに、車も持ってるしね。だから、ネットで気が合うグループで付き合っていて、僕らみたいな前々からある組織には入ってこない。入らなくても、今は行政の方で最低のことは、役所で手帳出せば、黙っててもできるでしょ。ぼくらの時は、いちいち運動しないとできなかった。バスの無料券とか、国鉄の半額とか、僕らみんな運動したんだもの。

高速道路もね、あれは脊損《せきそん》の人が力入れた。あの人たちは車と切り離せないから、高速道路に障害者用の駐車場を作らせた。最初は一台か二台分しかなかったのね。そんなことでどうする、障害者こそ車で移動するんだからって、今はどこのエリアでも障害者用の駐車場が五～六台分ある。道路に関してその人たちが全国的に広げていった。高速道路の割引とか無料化も。

脊損の全国の会長やっていた人が川崎におったのよ。荻野さん。俺は彼にハンセンのことは言ってなかったの。その荻野さんが俺に言うんだよ。「石山さん、俺には何言ってもいいんだよ、俺わかるから」って。厚生省に行った時、石山さんの仲間の人が来てたっていうんだよ。こりゃあ知ってるなって（笑）。

そうこうしているうちに障害者団体と付き合うようになりました。あの人たちは全国的にやっていた。川崎は全国組織に入ってなかったので入った方がいいよって、それから川崎市の身体障害者協会ができた。それまでは福祉事務所の延長みたいなことでやってたんだけど。

今は川崎市身体障害者協会っていうのが、川崎の大島にあるんですけどね、団体で入っているのが視力障害者、聴覚障害、中途失聴障害ってのがあるんですね、難聴から聞こえなくなった人ね、オストミー、人工膀胱とか人工肛門やっているオストミーね。それから透析やっている腎友会があるんですけど、脳性麻痺、肢体障害者。八つぐらいあるんですよ、団体が。どこの会も高齢化してね。若い人はどこの組織も入ってこない。

若い人たちは運動的にやらなければならないこともなくなった。ほとんどね、先輩たちがレールを敷いちゃったから。だから身障手帳見せてね、たとえば、途中でなる人はわりと少ないんだよ。聾とか視力障害とかは。視力障害の人は糖尿から途中失明する人もいるけど、僕らが入ったころは先天性の人が多かった。生まれつき見えなかった人がね。団体の高齢化は全国的にそうだよね。今は高齢者が六割前後だからね。

僕の原点

障害者の運動っていったら大げさになるけど、僕の原点は「青い芝」。いやあ、あの頃はみんな若くて、頑張って楽しかったよって。

やっぱり、青い芝の会の人達も、よその団体の障害者の人と手をとるというのは嬉しいんだよ。脳性は脳性で孤立してたんだよね。なぜかっていうと、彼らは言葉がね、慣れればちゃんと分かるんだけど、慣れないとわからない。

医者に行っても、今はヘルパーさんがいるから、連れていくんだけど、ヘルパーさんも慣れないと、その脳性麻痺の人が何言っているのか分からない。俺は、結構病院へ行って通訳やったのよ。「こういうこと言ってます」っていったら、医者が「あんたよく分かるね」って言うから、俺は耳じゃなくて心で聞いているって言った（笑）。慣れなんだよね。地方に行って方言がわからないのと同じで、慣れればどうってことないいんですがね。

【注】

（1）ハンセン病家族訴訟

絶対隔離の政策が生み出したハンセン病に対する差別・偏見は患者本人だけでなく、その家族に及んだ。らい予防法違憲・国賠訴訟で敗訴した国は、患者本人に対して謝罪した（本書166頁に解説）が、患者の家族たちが受けてきた被害は、いまだに公式に認められていない。ハンセン病家族訴訟は、その被害実態を明らかにし、国に対して謝罪と損害賠償を求める裁判。二〇一六年二月十五日に原告五十九名が熊本地裁に提訴し、第二次提訴を含めて五百六十八名が原告となって闘っている。この集団訴訟に先駆けて行われた非入所者遺族の裁判（鳥取事件）では、二〇一八年七月二十四日、広島高裁松江支部が不当判決を下し、遺族は最高裁に上告した。家族訴訟では、「無癩県運動」などを通じて加害の一端を担わされた社会の責任も問われている。

（2）「青い芝の会」のバス闘争

一九七五年、車椅子障害者に対する路線バスの乗車拒否が相次いだことに対して、「青い芝の会」が展開した闘い（川崎バス闘争）。「青い芝の会」は、脳性麻痺者による問題提起などを目的として組織された障害者団体。

車椅子障害者と介護者が、幅の広い降車口から乗車しようとして拒否された事件に抗議して、強引にバスに乗り込んだり、バスの前に座り込んで二十八時間三十台のバスを止めるなどの実力行使に出た。この行動は社会に衝撃を与え、公共交通機関における障害者利用の問題に一石を投じ、日本におけるノーマライゼーションとバリアフリーの先駆けとなった。

暮らしの中の葛藤

小さく萎え　幼な子の如き　左手が
生計《たつき》励ます　力となりぬ

石山絹子（『道はるかに　光あおいで』から）

元患者さんやその家族は、人には云うに言えない苦労と辛酸をなめて、必死に小さく身をかがめて生きてきました。人権の自由と平等を国に問う、名前はあげなくても良い、顔も写らないという条件もあり、夫が原告に加わることを承諾しました。

社会の片隅で生活していても、病名を告げなくてはならぬ時もありました（入院や役所関係）。死ぬ思いでした。もう、ドキドキ、ヒヤヒヤ、ハラハラして、どうしようって。その場を早く逃げ出したいと、胸のつぶれる思いでした。

相手の方から、「大丈夫ですよ。守りますから」との一言にホッとして、深呼吸して、それから笑顔になって、「どうも」。握りしめたこぶしが開き、肩の力も抜けて、「良かった一安心」と腹の底から感じたものです。あの時のことを思い出すと、今でも冷や汗が出ます。

〔コラム〕

一般社会での暮らしや世間話で身体の質問が出ます。「あんたの旦那さんさあ、前から一度聞いてみたいと気になっていたけど、手、どうしたのよ?」

後遺症が顔と両手にハッキリと出ていて、苦になる、気になる動きです。聞きたいと思われても仕方のないことですが。「結婚の前にやくざとケンカでもしたのかしら」とその場その場で相手を見て適当に話をそらして。顔は笑って心で泣いて、旦那を悪者にしてバカな知恵を身につけました。

そんなわけで元患者さんの顔や手の状態のひどい人が、テレビに出られたり、歩き方に特徴のある人が新聞やテレビで報道されると、私の全身がこわばりました。

裁判がはじまってからは、新聞を朝一番に点検、「アッ、出てる」どうしよう、仕方ない。「今朝の新聞に写真乗りの記事だよ」って伝えます。「出てるか、しょうないな」って会話ひとしきり。事実を訴えなければ意味がありませんものね。複雑な心境でした。葛藤との戦い。

裁判所前や厚労省前には度胸で並びました。支援者の振りをして…。家の囲りで話す会話は他人事のように、見守り人として…。その場と相手を使い分けて応援してきた私でした。

裁判の原告になったとはいっても、気持ちの中で大きな葛藤もあり、悩みもありましたが、共に手を取り合って進むしかない、負けられない、私は何が何でも訴え続けるんだっていう気持ちも働きました。

第四話

病歴告白

——勝訴判決に押された決断

違憲国賠訴訟の勝利を一面トップで報道するマスコミ。法の廃止を怠った国会の責任も指摘された（二〇〇一年五月十一日　朝日新聞夕刊）

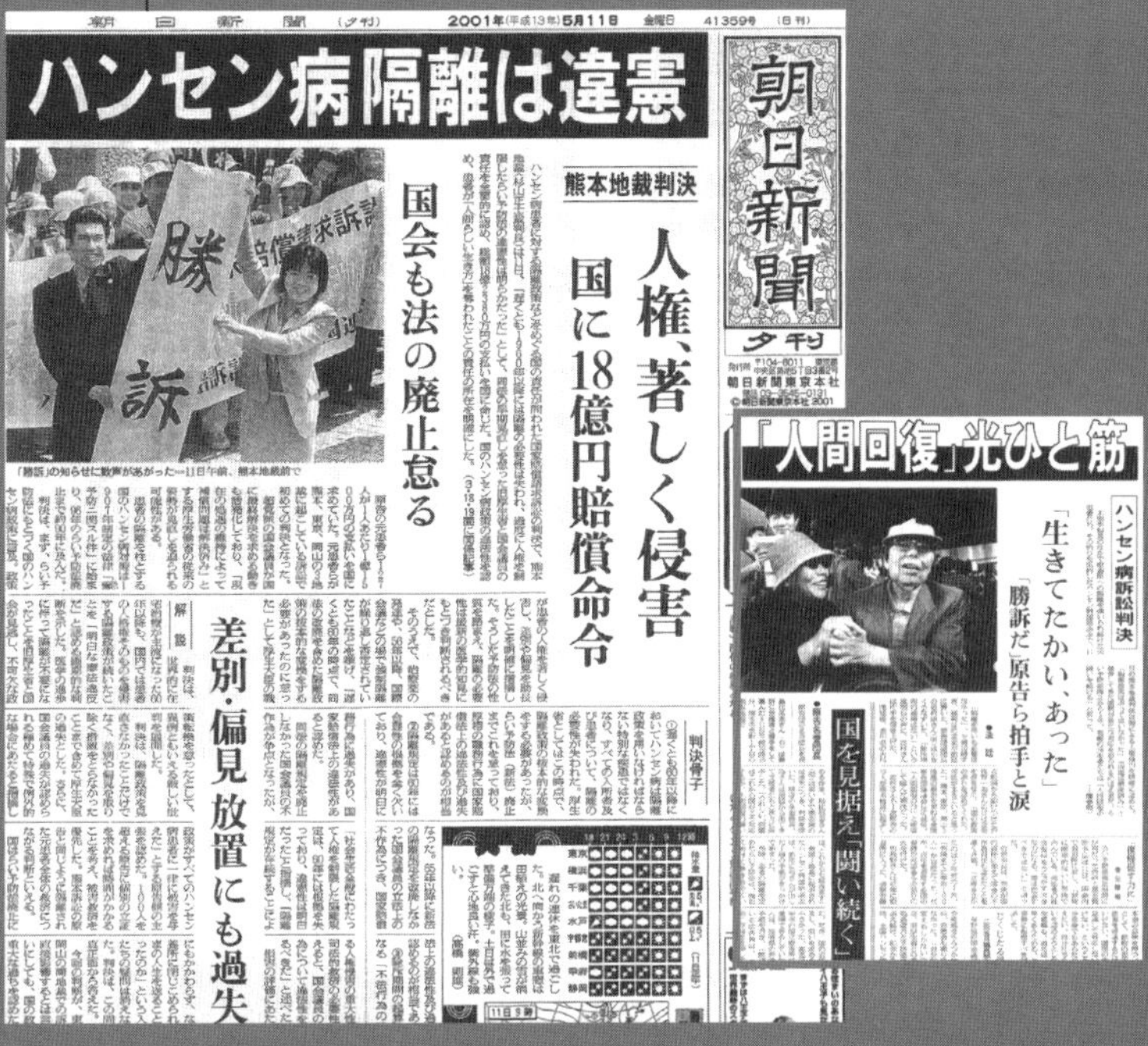

朝日新聞（夕刊）　2001年（平成13年）5月11日　金曜日　41359号

ハンセン病隔離は違憲

熊本地裁判決

人権、著しく侵害

国に18億円賠償命令

国会も法の廃止怠る

「勝訴」の知らせに歓声があがった＝11日午前、熊本地裁前で

差別・偏見放置にも過失

「人間回復」光ひと筋

ハンセン病訴訟判決

「生きてたかい、あった」

「勝訴だ」原告ら拍手と涙

国を見据え「闘い続く」

(1)人間破壊のらい予防法

フォルマリンの瓶の中

敬愛（星塚敬愛園、鹿児島）にいた人が、弟のいた復生病院に来たことがあって、箱根とか富士五湖を僕の車でドライブしました。そしたら敬愛に遊びに来なよって手紙くれたから、弟さんと二人で行って、向こうでも車であちこち案内してくれたの。

その時に園で会ったおばさんに、俺、川崎から来たんだって言ったら、「石山さん、川崎なら登戸って知ってる？」って聞くから、知ってるよって。「姪っ子がそこにいる」って。

それで「私もね、男の子産んだのよ」って言うんだよ。

昭和十五～六年（一九四〇年～四一年）の話だって。俺は十一年生まれだから、四つぐらい違うのかねって言ったら、「産まれて、男の子ですよ」「抱いてごらん」って言われて抱いたって。そしたら引き取って、連れ出したら、泣き声が急に止まったそうです。もう一度抱きたいって言っても、「あとでね、あとでねって言って見せなかった」って話してくれた。殺人だよね。看護婦さんも辛かったろうけどさ。職務でやったんだろうね。

その次に敬愛園に行った時に、その子と対面した話をしたの。「自分はてっきりお墓に入っているとばっかり思っていたけど」ってね。フォルマリンの瓶の中にいた。

市民学会で行った時だったと思う。その時に、「石山さん、あんた子どもさんいるんだってね」って言うから、三人いるよって言ったら、「うらやましいね。子どもは大事に育ててよね」ってね。

胎児のフォルマリン漬け(注1)が大問題になったでしょ。各県で一斉に調べたら、瓶に産み親の名前書いてあって、それで分かったって言ってました。六十年ぶりの我が子との対面だったんだよ。

それで瓶から出して、水じゃあ冷たいだろうからってお湯でね、看護婦さんが洗ってくれたって言うんだよ。それで名前を付けた産着を着せて抱いたけど、あんな辛いことはなかったって言ってた。

そんなことは表に出なかったんだよな。僕たちも知らなかったもの。フォルマリン漬けで保管してあったなんて。赤ん坊を流したことは聞いたことがある。駿河でね。国は患者を人間扱いしなかったけど、赤ん坊なんか、命だとはこれっぽっちも思わなかったんじゃないか。

沖縄愛楽園の社会交流館

人間扱いしなかったことは、遺体の解剖も同じです。沖縄愛楽園の社会交流館には、米軍が撮った遺体解剖のビデオがあるんだよ。

解剖は室内じゃなくて屋外でやるんだね。コンクリートの手術台があって、周りにバケツが三つか四つ置いてある。映像は解剖してるところは映さないけど、魚を捌くみたいに切ったことは、ぞっとするけど想像できるよ。

ビデオは、ハンセン病の施設を米軍が撮影したもので、それは全部、最初から最後まであるんだけど、全部は見せられないんだね。出さない方がいい、出した方がいいという議論はあったそうです。でも、あの映像だけでも十分、伝わります。大量の水がいるから海の近くで、手術台も海に捨てたものを引き上げたそうです。

草津の重監房

強制隔離と絶滅政策の象徴が草津の重監房(注2)です。全国でただ一つ、ハンセン病患者を懲罰目的で監禁した場所。建物は壊されたけど、コンクリートの間取りが残ってる。資料館があって、そこに記録があるけど、極寒の中で暖房はなく、まともに食事も与えられず死んで行ったんだよね。

でも、下を掘ったら牛乳瓶や卵の殻とかいろいろ出てきた。医者が計算したら絶対に生きてないはずなのに、こっそり差し入れした人がいた。それがなければ死んでたわけで、国は意識的に殺そうとしていたと思います。

不妊手術もそうだけど、日本の国は精神病とかハンセン病についてそういう思想がいまだに流れている。過去にあったたし、それをきちんと反省しない。旧優生保護法が悪いんだってことで、現在の問題として捉えようとしてないと思う。

「草津送り」といって恐れられていたそうだけど、でも、神山復生病院から草津に送られたというのは聞いたことがない。あそこはそんなに罰するほどの大物はいなかった。

憲法が変わった戦後になってもそれは続いたんで、やっぱり、ハンセン病患者の扱いについては違うんだ。重監房は殺すことを目的にしてたと思う。亡くなった谺《こだま》雄二さんが「日本のアウシュビッツ」だっていう言い方してる。患者を人間として扱ってなかった。

社会に残る根強い差別

根強い偏見・差別ということでは、熊本県内のホテルが元患者の宿泊を拒否した事件(注3)がありました。これに抗議したら、「らい病（ハンセン病）のくせに何様だ。温泉でなく骨壷に入れ」「家畜と一緒。人並みに温泉に入ろうなんて考えるな」というひどい手紙が全国から殺到した。これじゃあ、自由になりたいと思っても自由になれないよ。世間が怖くて、自分がハンセンだなんて打ち明けられないですよ。

偏見・差別に縛られて、自分や家族を守ろうと口を閉ざすことになる。僕はやっぱり相模原殺傷事件の匿名問題(注4)と地続きじゃないかと言っているんです。

普通なら被害者なんだから名前出していいわけだけど、それができない。家族は自分たちに差別の目が向けられるのが怖いから。遺族の中にも公表していいという人もいたらしいけど隠されました。

ひっくり返った話だけど、身近なところで偏見・差別が生きている。だから俺は、差別は身内から出るんだって言うんだよ。隠したいという思いが身内にはあって、それは社会から受ける差別のせいなんだけど、根が深いと思う。

セファランチンとプロミン

普通、新薬は動物を使って実験するでしょう。でもハンセンの患者には、「セファランチン」という新薬をいきなり患者に飲ませて、失明したり死人が出たりしたことが戦後にあった。プロミンが出るちょっと前のこと。治したいからって一生懸命に飲むじゃない。それである人が、「セファランチン、ナオランチン、シヌランチン」って（笑）。患者ってすぐ、そんなふうにつけちゃうんだよ（笑）。

そうこうしているうちにプロミンが出てきたけど、こんどはみんな警戒してやらなかったの。韓国の人が昭和二四年（一九四九年）ごろか、全生園に入ってきて、なんとか早く治したいからって、誰も手を挙げなかったプロミンを試しにやってみた。六ヶ月で綺麗になおって、これは驚異的に効くってなって争奪戦が始まったんです。患者は多く、プロミンは少なかったから。全退連（全国退所者原告団連絡会）に入ってから聞いた話です。

復生病院はね、昭和二七年（一九五二年）に僕が入る前からプロミンやってた。こんなちっさい〔小さな〕病院で、よく薬入ったねって聞いたら、あそこカトリックの病院で、外国の慈善団体から送ってもらってたらしいの。厚生省を通さずに、直接、送ってきた。患者も少ないし、みんな行き渡っていった。俺も家に隠れてなくて、そのころ名乗り出て入りゃあね、こんなに酷くならずにすんだんだよ。

でもね、療養所に入った人はみんな諦めてたからね。早く帰りたいと思うのは、収容されたばかりの人。前からいる人は覚めてるからね。焦ったってダメだよってね。「運が良ければ四〜五年で、後遺症も無くて軽い人は帰れるけど、手が曲がったらダメだよ。治ったって社会が受け付けないよ」って言われてた。

俺の手はこんなに酷くは無かったんだけど。「お前、手ぶらで生活できるか」って言うからさ、「なんだ？」って言ったら。手がブラブラしてるって。うまいよね（笑）。なるほどなって、俺は感心した。みんな頓知がうまいのよ、ハンセンは。なんでか知らんけど、学校で教えないことが、みんな身に付いているんだよ。

療養所の人間教育っていうか、いいにつけ悪いにつけ、いろんな知恵は多いんだね。自分で生き方考えてる。誰に教えられたわけではないんだけど。

(2)らい予防法廃止と違憲・国賠訴訟

熊本・菊池恵楓園の提訴

らい予防法が廃止されたのは平成八年（一九九六年）のことで、その二年後に熊本地裁で国賠訴訟を起こしました。

始まりは、鹿児島の星塚敬愛園に入所していた島比呂志さんで、九州の弁護士会に申し立てた。「弁護士は社会の味方というけど、我々ハンセンの人権をどう思っているんだ」って言って迫ったんです。島さんは療養所の実態を赤裸々に本にしました。徳田（靖之）先生は、ハンマーで脳天叩かれた、それまでハンセンを知らなかった、そんな状況におかれた人たちがいたことを知らなかった、弁護士として恥ずかしいと思ったそうです。それで徳田先生が西日本の弁護士に声をかけて、裁判を応援しようってことになった。（注5）

事情を聞くために弁護士が療養所に入るようになったら管理が厳しくて、不審者扱い。弁護士が行くと不審者が来たということで、自治会の連中が「家宅捜索」にきたそうです。だから、ベッドの下に隠れて息潜めてた。弁護士の先生がね。「あんたたちが社会で息潜めた様子を療養所で体験しました」って（笑）。冗談話で言うんだけどね。

飯を買いにいけないでしょ。出歩けないから。そこで患者がご飯炊いて、おにぎり作って差し入れたそうです。夜中に。

最初は熊本で十三人が始めるわけだけど、その人たちには、なか（患者）からも反対があった。「国の世話になっていて国を訴えるのか」という人と、「いや、訴えて当然だ」という人と、二つに分かれちゃったんだよね。

十三人が熊本で裁判起こした後、東京でもやってくれって言われたけど、全生園からなかなか手が挙がらなかった。それでも手を挙げたのは、國本さんと森元さん、柴田さんら。「お前たちは国の世話になっているのに国を訴えるのか」ってひどく言われたそうです。退所者は、そんな制約は関係ないから、やるってがんばった。でも退所者で原告になったのも少数でした。

「退所者も原告に入らんか」

最初は全退連の方から声がかかったわけです。退所した人で原告になってくれる人はいないかっていうことで。療養所の患者だけでなくて、社会に出た人は生活が直結しているし、裁判は大変だけどこれからの生活もあるから、とにかく頑張った方がいいということでした。「裁判は当然やるべきだ。石山君、原告入らんか」って言われてね。

僕がやろうと思ったのは、やっぱり「青い芝の会」を見たから。あの不自由な身体で道路にひっくり返って「俺を轢いてからバス出せ」なんて喚いていた。言葉が分からないじゃん。でもその行動がすごいなと思ってね。歩けない人が膝と肘で道に出て抗議してる。いくらなんでもバスは発車できない。それで結局、市の方が折れたんだよね。その実力行使を目の前で見たからね。われわれも、もう一回死んだつもりで、子どもの頃、死のうと思ったあの時の気持ちをもう一回。

でも退所者で原告になるのは大変なことで、女房は反対しました。だって社会に分かっちゃって、裁判に負けて、居づらくなったらどうするのって。「ここから出て行けって言われたらどうするの」って女房が言うから、俺は絶対動かないって言ったのよ。腹くくるしかないって。あの時は根性あったね。俺は県庁に一人でのりこむぞって。俺は行くとこないんだから、ここ出ないって。他の連中は健常者なんだからどこでも引っ越しできるからって。俺を嫌いなやつは出て行けってね（笑）。座り込みは運転免許の試験場でやったからね（笑）。

でも、やっぱり、俺がそういうことやってることが公になっちゃって、子どもたちが虐められたり、女房の仕事に影響が出たりしたら困るなと思った。東日本の原告団で子どもがいたのは、当時、俺だけだったしね。

弁護士が、新聞なんかにはそんなこと一切載せさせないし写真も絶対出さないからっていうので心強くなってできたんだな。

それと女房が心配したのは、僕が原告でやる分には裁判費用は一切かからないけど、僕が死んで家族が引き継ぐことになったら、裁判費用は家族が負担することになるわけです。裁判はいつまで続くかわからない。怖気《おじけ》づいたのよ、うちにはお金ないし。どうしようって言うから、

「俺、そんなに早く死なないから大丈夫だよ」って言って、命の保証を自分でしたんだ（笑）。ほかじゃ説得できないからね。で、女房が承諾しました。

失うものは何もない

今思えば、失うものが無かったんだ。へたにお金持ってたり、地位があったりしたら、無くすものが大きいから躊躇したかもしれないけど、地位も無ければ金もねえ、あるのは「裏傷」だけだから（笑）。

あの時に退所者で、判決が出る前に原告になったのは、とにかく少なかった。最初、勝つか負けるか分からない時に手を上げたのは、東日本の退所者では四〜五人しかいなかった。大げさだけど、命かけてやったら怖いもの無いですよ。そこまでいくまでは大変だけど。

裁判は熊本から始まって岡山と東京の三か所で起こしました。熊本で勝利判決が出て、弁護士は「これで形がついた、どこへ出しても同じことになる」って言いました。

全生園で裁判に反対した人に、なんであんなに反対したのか聞いたらね、「裁判に勝って金もらって、ここから出て行けって言われたらどうする」って。それがブレーキになったんだね。「お前たちは社会に居るからいいけど、俺たちは園に居て、出て行けっていわれても行くとこねえ、それをいちばん心配した」って言うの。たしかに、社会に一歩踏み出すのは大変なことなんです。

在所者が一人でもそこに居るっていったら残すという約束を、厚生省から取り付けてうまくいったんだけど、先の見えない闘いを体験しました。ほんとに退路がないんだよ。

敵の中から出た味方

大谷藤郎先生が偉かったんです。あの時、厚生省の課長だったと思う。本当はわれわれからすれば敵なんだけど、敵の中から味方が出た。これは大きなことだった。

患者の人権をないがしろにしたのは、あの三人の国会証言が大きかった。愛生園の光田健輔、全生園の林芳信、恵楓園の宮崎松記は罪深いと思う。(注6) 全患協が、らい予防法を廃止して患者の自由を認めるように言ってくれって頼んだにも関わらず、国会で「絶対隔離政策は必要。拒否したら手錠はめてでも一人残らず収容しろ」って証言したんです、光田健輔が。「あの野郎、なんだ！」って患者がみんな怒った。

愛生園では今でも光田健輔派とそうでないのと分かれてる。

光田を神様だと思っている人がいる。昔、病気になって行くところがなくて放浪していた人は、その日の糧がなければ生きていけないんで、拾われて助かった。光田健輔は命の恩人ですよ。反対に強制収容で家族と無理やり引き剥がされた人からみれば、光田は敵だよね。それで分かれているんですよ。両方ともひどい差別のせいなんだけど…。

光田健輔は患者の人権よりか国の浄化を図った。日本を綺麗な国にするために、悪い病気は一か所に集めて、死ぬのを待とうとしたことさえある。西表島に全国の患者を集めて隔離する計画(注7)だったけど頓挫しました。そういうことまで考えたんです。

国賠勝訴と国の控訴断念

首相官邸で小泉さんと話した人の話を聞いたけど、女の人は泣いて訴えました。首相に「あなたにも赤い血が流れているでしょう」って。私たちも同じだと。控訴するんですか、それでも人間ですかって。そうしたら総理が泣いたって。原告と話しているときにね。

鹿児島の人が泣いて訴えたら、「分かった」って言って、部屋出たとたんにマスコミに「控訴しません」って言った。だから、私が首相泣かしたんだって言ってたよ。厚生省は絶対控訴するって言ってたからね。

らい予防法を廃止する時に、全患協は国賠訴訟をしないように求められたという話を聞きました。法律を廃止するから、国賠の裁判を起こさないようにという圧力です。療養所の中で原告になろうという人が、なかなか手をあげなかったのはそういう事情もあったんです。だけど菊池恵楓園の人たちはやりだした。それから、退所して社会に出た人は、そんな制約は関係ないから手を挙げました。

だれか理解してくれる人がいると思ったら、声を上げるんですよ。今の家族裁判も閉めてから、原告になりたいって人がいっぱい出て来たのよ。最初はね、五十三人で、今はその十倍。

それで締め切った、二月だったかな。締め切ってからね、知っていたら原告に入りたかったという人が何人も出てきました。

増えた親戚

補償金が出ることが新聞に出たら、今まで横向いてた親戚が、見舞いに来たということもありました。入所者は使い道がないから、金をやっちゃう。それだけ療養所にいる人というのは辛いんだよね。縁を切っておいてその時だけ来る、それが分かっていても嬉しんだよ。

草津に遊びに行った時、「石山さん、社会にいるから教えて欲しいんだけど」って、八人乗れる大きい車っていくらぐらいするかなって聞くんだよ。盲人の人ですよ。どうしてって言ったら、甥っ子が軽自動車で秋田から面会に来たっていうんだよ。それで「おじさん、四人も乗るとここの坂、軽自動車じゃ上がりきれない。大きい車欲しいんだけど」って言うから、「じゃあ、俺買ってやるよ」と言ったっていうんだよ。

トヨタのエースが三百五十万ぐらいだった。それに税金や保険料を入れると四百万円ぐらいかかるよって教えてあげたら、買ってやったのよ。そしたらね、親戚載せて一回はやってきた。それで毎年来てくれるかな、って楽しみにしてたら、忙しくて行けないって、それっきり。

故郷に帰りたいって言っても、忙しいからって来なかった。

秋田県の方で故郷帰りというのをやっているんですよ。費用は県が持つんだけど、草津まで車で迎えに来て、秋田県出身の人何人か乗せて、看護婦さんがついて故郷に帰ったんだよね。二回ぐらい帰ってる。その写真見せてくれたけど、自分の生まれた村に行っても見えないからね。で、自分が子どもの頃遊んだ神社に大きな木があった。自分が子どもの頃からあった木で、それに抱きついて写真撮って、木の匂いを嗅いだって、故郷の。あれだけは嬉しかったたって言ってた。本当に故郷離れて何十年も帰ってない人がいたんですよ、帰りたくてもね。

今は県の方でも故郷帰りを毎年実行しているけど、高齢になるとなかなか行く人が少ないみたい。もっと早くから、みんな元気なうちからやってくれりゃあ、良かったたんだけど。

(3)カミングアウト（病歴告白）

私が周りに病歴を話したのは、ハンセン病裁判（らい予防法違憲国家賠償請求訴訟）の勝訴がきっかけでした。

社会復帰してからね、私もなかなかカミングアウトできなかったですよ。なぜかというと、先輩の方が、「カミングアウトしたら、子どもがイジメの対象になっちゃう。言いたくても口をつぐんでいろ」と。子どもが社会人になるまで言わない方がいいって、先輩方から言われたからね。僕も、最初は脳性麻痺だとか難病の一種だなんて言ってごまかしたりしたんだけど、こんなことしてたらダメだ、偏見・差別とたたかわなければダメだと言われて、自分から言わにゃあダメだと自覚しました。

実際、熊本で勝って、国は控訴を断念して正式に謝罪したんだから。強制収容したことの間違いを国民は知ったからね、だから俺には何の罪もない。病歴を人に話して、「なんだあんたハンセン病かね」ってき〔こ〕られたら、「それがどうした」って開き直ろうと思っていたの。

それで、思い切って言ったのよ、そしたら「気にすることないよ、石山さん。別に病気が治れば普通の人と一緒なんだから。脳梗塞だって後遺症が残っている人もいるんだから。差別してない。一緒だよ」って。

思った以上に反応が緩かったからね、ホッとしたと言うか、一面がっかりしたというか（笑）、開き直ろうと思っていたのが挫かれたというか。それはそれで良かったんだけど。

女房は不安だったんだろうね。「子どものこと考えてよ。学校でいじめられたりしたらどうするの」って言うから、いじめられたら先生に代わってもらえばいい、俺は開き直るって言ってね。この時、子どもはまだ小学校だから、女房は心配でたまらなかったんだろうな。

そんな決断する前に、障害者仲間とかごくごく親しい人には、僕はこれこれこうだよって話しました。だけど「言わないでくれ」って言ったら、みんな口堅いから言わなかったけど。障害者仲間はある程度、知っていたんです。

だけど隣近所の人に言ったのは、あの裁判の後。結局、国が自分たちの誤りを認めたから、「いや、あれは国が間違っていた」と言えるよね。病気は僕のせいじゃないんだし。

⑷ハンセン病家族の裁判

でも、やっぱり患者も辛いけど家族の方がもっと辛いんです。当事者は、社会から除け者にされちゃって、誰が見ても被害を被ったということは分かってもらえるけど、家族の被害はだれも知らないですよ。国は「家族は強制収容されたわけではないから被害は無い」って言うけど、僕らから見ると、当事者より家族の方が実社会から長年にわたって差別を受けているんですよね。

家族裁判を起こした時、社会復帰した元患者の家族も原告になって欲しいって、弁護士から言われました。倅は乗り気じゃなかったんだけど、お父さんが関わってるから名前だけでもって言ったら、「お父さんがそう言うんだったら、いいよ」って。

その次に兄貴のところへ行ったら、「裁判で東京なんて、なかなか行けないよ」「俺は歳だし、いつ死ぬかわからないよ」って。死にゃあ死んだで、相続決まるから心配しなくていい、判決まで、だいたい三年以内でやりたいって弁護士が言ってると話したら「じゃあ、いいよ」って。

女房は国賠訴訟で救済することになっていたから、家族裁判の原告にはなれなかった。

俺が死んだら、配偶者には遺族年金みたいなかたちで出る。それに厚生年金か。大したことないけど、一人で生活するには心配ない。それなら俺、早く死のうかって言ったら、お父さん、そんなに早く死ななくていいよって（笑）。お金には代えられんて、嬉しいこと言ってくれたよ（笑）。

黒坂さんの『ハンセン病家族たちの物語』（注8）には、家族の苦しみがよく表れています。十年くらいの取材らしいけど、家族が受けた被害はだいたい共通していて、昔はどこでも村八分です。いろんな会合に声をかけてもらえなかったり、自分の生活地域の動きを十分に伝えてもらえなかったりとか。向こうが敬遠してわざと声をかけなかった面もあるみたいだけど、そういう目に見えない差別を家族は受け続けているわけです。

(5)六十年ぶりの同窓会

死んだはずの石山君

クラスメートと六十年ぶりに会ったんですよ。六年生の時に学校を追放されて、それから友達とも一切、交渉を絶っちゃった。それで僕が死んだと思っていたの、クラスの人たちは。だけど国賠訴訟をマスコミがニュースにした時に、「石山さん、かわいそうに。今、生きていれば、世の中少し光がさしてきたのにね。時代を待たずに死んじゃって可哀想だ」「みんなしてお墓参りに行こう」って、僕の田舎の墓地に行ったそうです。でもどこ探したって僕の名前がないから、たぶん病院で死んだんだろうってね。だけど僕の家族に確認するのが可哀想でできなかったそうです。だから、死んだって断定されちゃったのよ。

それから何年かたって、親父の法事に帰りました。墓地に行くにも浜岡原発ができたりして、子どもの頃とは家が変わっちゃってる。友達の家はたしかここだと思うんだけどって、道も変わってるから兄貴に聞いた。そしたら、「いやこの家だよ」って。

彼はどこにいるのかなって言って歩いていたら、畑で働いているおじさんがね、僕の親友の兄貴だったの。それでうちの兄貴と同級生だった。兄が声をかけたら仕事の手を休めて出てきて、僕と女房と子どもを見て怪訝な顔して、うちの兄貴にこれは誰だって聞いたんですよ。兄貴が弟の春平だって言ったらびっくりしちゃってね。

僕は子どもの頃、春平だからハーちゃんハーちゃんってニックネームで呼ばれてた。「あんたハーちゃんかね」っていわれて、そうですって言ったら、「あんた生きてたのか」って言われてね。生きて今社会にいますって言ったら、「嬉しい」ってそのおっちゃんが泣き出した。畑で、首巻いているタオルで涙ふきながらね、「死んだとばっかり思っていて、こんな家族を持っているなんて夢にも思わなかった」って。きっと喜ぶから、弟に教えてやってくれって言われて電話したら、彼もびっくりして、それで僕をクラス会に呼んでくれるという話が出たの。

クラスメートの大泣き

クラス会に行ったら、想像していた以上にすごく歓迎してくれたのよ。これからまた六年生にもどろうねって、熟女たち（笑）が声をかけてくれた。それで、あなたが放り出された後のこと、私たちはまったく知らないって。どういう生活したか話してくださいっていうから、十五分ぐらい話した。そしたらみんな大泣きして、そんな大変な人生歩んだのかって。

六十年ぶりの対面ですからね、可憐だった顔もだれだか分からないくらい変わって（笑）、いちいち名前聞かないと分からないくらいにね（笑）。声は、子どものころの声って覚えていて、蘇ってきてね。

国が患者を強制収容してすごいこと言って宣伝したでしょう。病気うつるよって、事実と異なること言って、我々を追い込んだからね。それを彼ら彼女たちは親から聞かされてそれを思い込んでいたと。そんな中でただ一人、イサオ君が「あれは国が間違っていた」って言ってくれた。「俺は石山君といっしょに風呂にも入ったし、一緒に飯も食ったし、川で一緒に泳いだ」「だから（病気に）なるんなら、俺が一番最初にうつっていいわけだ」ってね。

なんともないんだから、うつるわけないって。

石山君は結婚して子どもも産まれて、お母ちゃんだってうつってない。あれは国が絶対悪かったって、彼が言ってくれたのよ。クラスの皆んなにね。

学校から追放されて病院から現在までの人生を知りたいけれど、できたら手記にしてクラスメートにくれないかって言われた。帰ってきて、思い出しながらまとめたやつを、家で印刷して製本して、その次のクラス会に行った時にみんなに配ったの。そしたらみんな喜んでね、いやあ、うちのクラスの誇りだっていうのよ。それで、おまえ学校行ってないのによくここまで書けたね、誰かに書いてもらったか（笑）って言われたけどね。こんなの自分で書かなきゃ、ほかの人じゃあ分かんないよって言ってね、みんな、良かったたって、泣いて読んでくれましたよ。記録のようなもんだけど(注9)、後にも先にもこれしかないけど…。もう十年近くなるかな。

みんな暖かく迎えてくれました。すごく感激したね。これを機会に、同窓会は毎年やってる。みんな歩けなくまでやろうってね。こないだ幹事に聞いたの。去年は女八人、男八人で十六人集まったけど、今年はまた歩けない人が出てるから、十人集まるかどうかだなあって言った。正式にやらなくても、あんた帰ってきたけりゃ声かけるから、そういう形でもいいから、故郷に来る体力がある限りはやりたいって言ってくれたんですよ。みんなも八十越したからね。

その後のことだけど、僕が卒業証書をもらってないって言うんで、友達が学校に交渉に行ってくれました。六年生まで行っているならって、先生がいろいろ探してくれたけど僕の名前はどこにも無かったんだ。六年生まで確かに一緒にいたんだからね、どこにも名前が載ってないってのはおかしいじゃないかって。何十年も前の話だけど、らい患者が出たってことは学校の不

名誉だから、学校にいなかったことにしたのかねえって話になった…。(注10)

この前、クラス会に帰った時に、女の同級生が、「石山さん、もう歳だから、初めてあんたに話すんだけど、あんた悲しまないでね」って言うから、八十歳にもなって悲しむなんておかしいよ、喜ぶからなんでも話してごらんって言った。そしたら「学校から追放された後、あんたが座っていたところに先生が新聞紙を貼った。『伝染病につき立ち入り禁止』って墨で書いて」って言うんだね。それで、卒業するまで、誰もそこを掃除しなかったって。「なんでそこまでするかって思って、ほんとに石山さん、ひどい差別受けたんだね」って話した。俺は知らないから、「そんなことあったの」って応えた。同窓会の時のこと。

【注】

(1) 胎児標本百十四体を確認　違法中絶が常態化

「ハンセン病問題に関する検証会議」(厚生労働省設立の第三者機関)が提出した調査結果。国立ハンセン病療養所など六か所に人工流産や人工早産などによると見られる胎児・新生児が標本として一一四体保管されていた。一九二九年以降、九十年にわたる隔離政策で強制による違法中絶が常態化し、目的もないまま保管されてきた。「産まれた後に職員によって殺された」という証言を裏付ける。母体と胎児の尊厳を冒涜するものであり、ハンセン病患者に対する過酷な実態を物語る。

（２）草津の重監房

重監房とは、群馬県草津町にある国立療養所栗生楽泉園の敷地内にかつてあった、懲罰用の建物。正式名称を「特別病室」といったが、治療は行われず、患者を厳罰に処すための監房として使用されていた。一九三八年（昭和一三年）に建設され、待遇改善を求めるなど、特に反抗的とされた人たちを収容する性格を強めた。冬は零下十五度を下回る環境の下、電灯も暖房もなく、食事は一日二食。お結び一個ほどのパサパサの飯に梅干しかたくあん。敷布団と掛け布団一枚。

国は収容を二か月以内としたが、記録によると平均は百三十四日、最長で五百日以上に及んでいる。九年間で延べ九十三名が全国から収監され、そのうち二十三名が亡くなったと言われている。収監は正式な裁判によるものではなく、ハンセン病療養所の所長に与えられた懲戒検束権によって行われた。ハンセン病患者根絶政策の象徴。一九四七年に国会で問題にされ廃止された。『ハンセン病　重監房の記録』（宮坂道夫著　二〇〇六年　集英社）に詳しい。

（３）ホテル宿泊拒否事件

二〇〇三年十一月に熊本県南小国町の「アイレディース宮殿黒川温泉ホテル」が、菊池恵楓園の元患者らの宿泊を拒否した事件。熊本県の説得にも応ぜず、形ばかりの「謝罪」の受け入れを入所者自治会が拒否すると、自治会を中傷する電話・手紙百七十件が殺到した。その後、県と法務局が刑事告発、ハンセン病訴訟の原告団や全療協が抗議して、ホテルの経営会社アイスター社長が、「宿泊拒否は当然」とする見解を撤回、謝罪し和解となった。

（4）相模原殺傷事件の匿名問題

相模原の障害者入所施設で障害者十九人が元職員によって殺害され、二十六人が負傷した「津久井やまゆり園」事件（二〇一六年七月二十六日）で、神奈川県警は被害者全員を匿名で発表した。殺人事件は通常、実名で発表されており、匿名とした理由について県警は「知的障害者の支援施設であり、遺族のプライバシーの保護等の必要性が高い。遺族からも特段の配慮をしてほしいとの強い要望があった」と説明した。

障害者には独立した人格が認められなければならない。これは日本も批准した国連障害者権利条約の原則。障害のある子どもを隠したいと思う家族がいることは事実だが、家族にそう思わせる社会のあり方が問題である。詳しくは、堀利和編著『私たちの津久井やまゆり園事件』（二〇一七年　社会評論社）。

（5）国家賠償請求訴訟

島比呂志さんが弁護士会に訴えたのは一九九五年九月。それをきっかけに弁護士による聞き取り調査が始まった。翌年四月にらい予防法は廃止された。しかし物語りにもあるような制約から、すぐには国賠訴訟にはならなかった。九八年二月、九州弁護士会が開いたシンポジウムで、菊池恵楓園（熊本）の志村康さんが、「金もなければ支援もない。それでも国賠訴訟は起こせるだろう」と訴え裁判が始まった。島比呂志さんの本は、『片居《かたい》からの解放　ハンセン病療養所からのメッセージ』（一九九六年三月　社会評論社）。

（6）三園長の国会証言

特効薬プロミンによってハンセン病が治癒する病となり、軽快退所を認めようとする議論が起こる中、第一二回国会参議院厚生委員会（一九五一年十一月八日）で行われた光田健輔（長島愛生園）、林芳信（多摩全生園）、宮崎松記（菊池恵楓園）の証言。ハンセン病患者の強制収容や断種の励行、患者逃走防止のための罰則強化等を求め大問題になったが、それがその後のらい予防法を始めとする法制度に影響を与えた。

（7）西表島への隔離計画
戦前、西表島に全国のハンセン病患者を集めて隔離する光田健輔の構想。光田は一九一六年に八重山を調査。翌年、西表島をその候補地として国に報告書を提出した。西表島の東側を三つの地区に分けて三万人を収容するとした。しかし国は距離が遠すぎることやマラリアの撲滅に膨大な費用がかかるとして、採用しなかった。熱帯や高温多湿の環境は、らい菌の生存と活動にとっての好条件。そうした場所への集中隔離は絶滅政策の一環であると見られている。

（8）『ハンセン病家族たちの物語』（黒坂愛衣著　二〇一五年　世織書房）。
また、ハンセン病家族訴訟弁護団のホームページには、裁判の経過と原告のみなさんの証言が詳しく掲載されている。https://hansen-kazoku-sosyou.jimdo.com

（9）『復帰への道　―二人で歩んだ人生』（二〇一〇年　私家版）

（10）現在、卒業生の氏名等は「卒業生台帳」に記載して永年保存している。石山少年の在籍を示すものが全く無かったのは、物語りで推測するような差別によるものか、当時の制度によるものなのかは不明。しかしハンセン病への差別が、石山少年の教育を受ける権利と在籍証明を奪ったことは事実である。

〔解説〕

世界からの、致命的な立ち遅れ
――「らい予防法」の廃止と国の謝罪

一九九六年四月一日、らい予防法が廃止された。廃止の二年後には法律が日本国憲法に違反したとして、らい予防法違憲国家賠償請求訴訟が熊本地裁で起こされ、二〇〇一年に原告勝訴の判決が下った。

政府（首相・小泉純一郎）は控訴を断念、「政府として深く反省し、率直にお詫びを申し上げるとともに、多くの苦しみと無念の中で亡くなられた方々に哀悼の念を捧げるものです」という首相談話を発表して謝罪した（222頁、資料参照）。翌月には衆参両院が、それぞれ立法の不作為に対する謝罪決議を採択した。

しかしこの、らい予防法の廃止は、世界の動きからすると、比較にならないほど大きく立ち遅れていた。

一八九七年、国際らい会議（第一回、於ベルリン）はすでに、「放浪している患者に対する強制隔離と他の者に対する任意隔離」の二本立て（ノルウェー方式）を決議している。

その後の国際らい会議は、家庭内隔離措置を認めた上で、「子供には感染しやすいので親子分離が必要」としたが、それは「なるべく承諾の上で行う事」「人道的に行う事」「患者はできる限り家族に近いところに置くこと」などを確認している。

一九四三年にアメリカでプロミンの治療効果が発表され、ハンセン病が不治の病ではなくなると隔離政策はさらに撤廃へと向かった。一九四八年の国際らい会議（第五回）は、「患者を特別な小島に隔離することは無条件に責められるべきである」と指摘し、ハンセン病の療養所は都市に近くすべきことや外来診療にも触れている。一九五三年第六回では、「感染の恐れのない患者を終生隔離することを認めず、各国における法改正を求める」とし、社会復帰も強調されることになる。

一九五六年、ローマで「らい患者救済及び社会復帰に関する国際会議」が開催された。患者の人間性回復の推進、在宅治療の促進、施設収容を最小限に限ることを推奨した「ローマ宣言」が採択されている。

その他の国際会議や、WHO（世界保健機構）でも「特別なハンセン病立法の廃止」がうたわれ、「特殊な病気ではなく、公衆衛生の一環」として取り組むべきことが呼びかけられた。

こうした動きを受けて一九六〇年代には、コロンビア、ブラジル、フィリピン、マレーシア、ポルトガルなど多くの国でハンセン病に関する法律や隔離政策が廃止された。（巻末資料「ハンセン病隔離政策 日本と世界の比較」参照）

アメリカは、一九五六年にカーヴィル療養所で、「誰一人、意に反して退所させられることも、療養所に留められることもない」と宣言している。（一九九九年に本土唯一のカーヴィル療養所は閉鎖された）

こうした世界の動きを見る時、日本がいかに逆行してきたかが分かる。プロミンは一九四七年から日本でも試験治療が始まり、その劇的効果が確認された。しかし一九五三年、「再発の可能性」を口実に「らい予防法」を改正し、以後も強制隔離が継続した。戦後憲法の下、全患協の大規模な反対運動にもかかわらず、一九九六年に廃止されるまで、それが続いたのである。六〇年代、世界で起きた法制度の改正から、実に三十余年を要したことになる。

第五話

共に生きる
――地域の人たちとの交流

狭山事件の石川一雄さんとの「識字対談」。右から石川さん、妻の早智子さん、著者と妻の絹子さん（二〇一七年一月十三日）

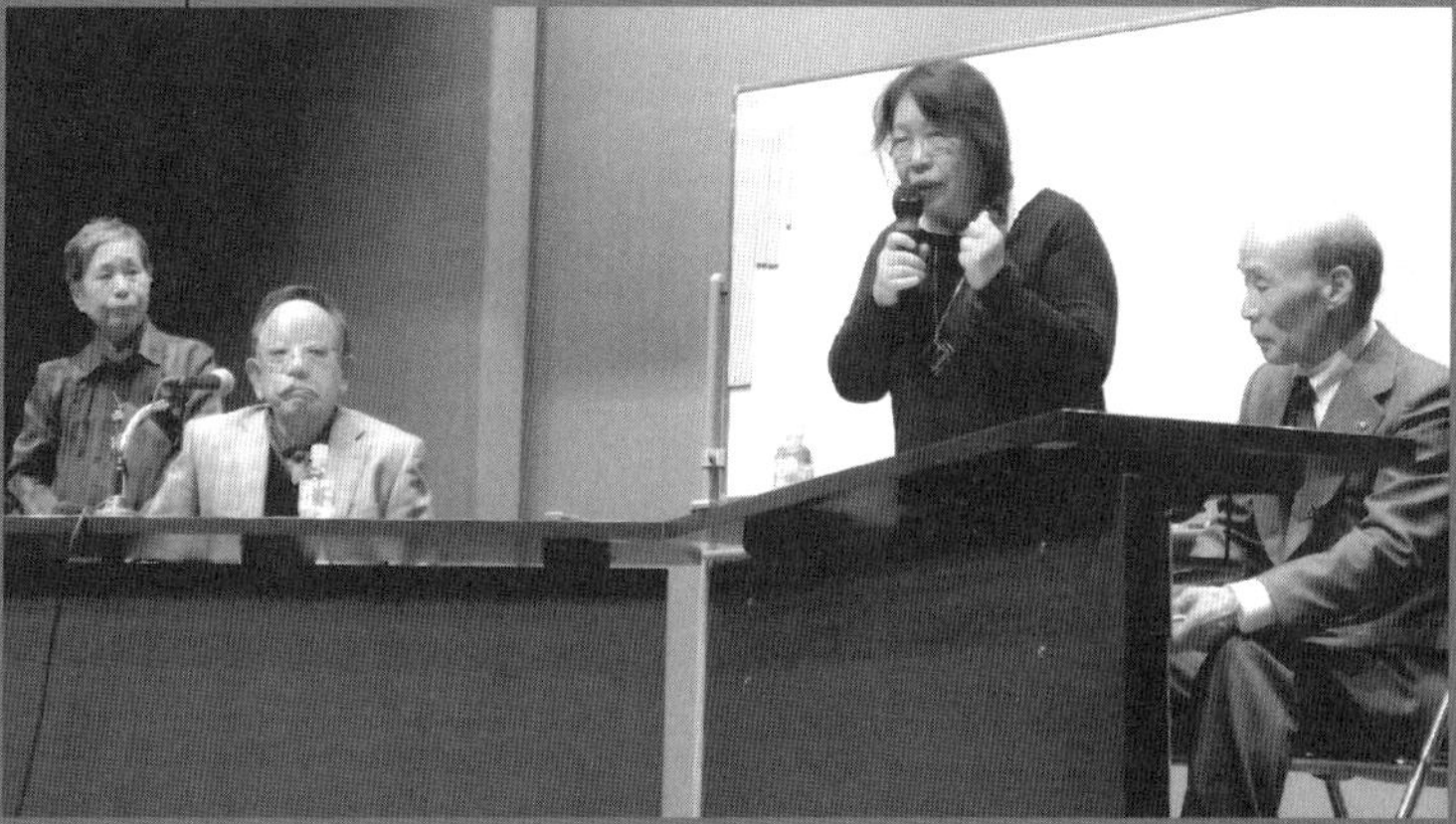

⑴横浜の人々との出会い

心筋梗塞と執刀医の言葉

僕は二年前に心筋梗塞になって、正直、あの世に移行寸前でした。道で歩けなくなって、ベンチに座って知り合いの先生に電話したんです。「あんた、それは心筋梗塞の前兆だから、すぐ大きい病院に行きなさい」って言われました。御殿場の先生で、昼頃の電話だったけど、紹介状をすぐ速達で投函してくれて、翌日の朝、川崎に着きました。

それ持って、帝京病院（帝京大学溝の口病院）に行って、そこでCTで調べたら冠動脈が五カ所詰まっていました。手術以外にないって言われました。本院でやるしかなくて、場所は東京の板橋だって言われたんですよ。

板橋じゃあ家族が通いきれないと思って、女房は方向音痴だから、できたら横浜で紹介してくださいと言ったらね、その先生がセンター南駅の近くに昭和医大（昭和大学横浜市北部病院）があって、そこに日本一の先生がいるからって、電話してくれたんです、目の前で。「すぐ来なさい」と言われて、翌日、昭和医大の南淵（明宏）先生のもとへ診断結果を持って行きました。

そしたら、さっそく手術するからすぐ入院しなさいって言われました。入院して三日ぐらいあちこち検査してね、手術してもらって命を拾いました。

その南淵先生が、「石山さん、あと二十年命を保証します」と言ったからね、「先生、それじゃあ百になっちゃうよ」「百になったら友達いなくなっちゃうから、五年ぐらいでいいですよ」（笑）って言ったら、「あんたね、最後まで生きて、ハンセン病の歴史を語りなさい」って言ってくれました。その先生、偉いなって思ったですよ。だって診察の時に、「まず石山さん、医者として石山さんに謝ります」って。

年間二百八十件ぐらいオペする先生が僕にね、医者やって何十年にもなるけど、ハンセン病の実物を見たのは初めてだと、元患者さんにしても患者さんにしても、石山さんが初めてだから、ぜひ手術は私にやらせてくださいって。先輩たちが国の政策に迎合して、片っ端からみなさんを強制的に療養所に送り込んだ。医者の倫理にもとる非常にひどいことをしたって、その罪を私があなたの体を元どおりに治して、せめてもの償いとさせてくださいなんて言われて、こっちは面食らっちゃってね。手術は六時間かかったけど、今はすっかり元気です。

岡山でのハンセン病市民学会

社会復帰して最初は大変だったけど、カミングアウトして開き直ってからはね、ほんとに、どんどん道が開けました。社会復帰した当時（昭和四三年＝一九六八年）は、元ハンセン病なんてだれも相手にしてくれないし、アパートだって借りることのできない時代でしたからね。女房と二人でそれこそ下向いて、隠れたような生活をずっとしてきましたから。

始めたのは裁判が終わってからですね。それまでは、僕自身、経歴を話すことに躊躇していました。

裁判で負けた国が、それなりの謝罪をした。じゃあどういう事実があったのか、どういう体験をしたのか、知りたいという話がでて、僕の場合は最初、学校から依頼がきて、そのあと横浜市の職員の人権研修で話して欲しいということでした。社会の人は、ハンセン病の人が療養所でどういうふうにおかれてきたかをまったく知らないから。そもそも国は隠していたし、マスコミもそういうことは報道してなかったから。

ハンセン病の患者にはまったく人権がなかったんだということを、実際、われわれは体験してきましたからね。

僕が本当に社会復帰したと自覚したのは、横浜のメンバーと知り合ってからです。それまでは、体は社会にあっても、どっかで取りつかれたものがあったけど、この人たちとお付き合いするようになってから全開になりました。隠しているのは貯金通帳だけですから（笑）。

やっぱり（差別を）体験した人は、身についているんです。そういうことのない人たちは、口では分かっていると言うけれど、モノを食べる時なんかにやっぱり距離感を感じるときがあります。

だけどこの人たちは、同じお皿から取ってね、それもごく自然にふるまうでしょ。これがほんとに理解することかなあって。「差別」って、言葉でいうとちょっとキツイけど、目に見えない差別をほんとうにイヤっていうほど味わってきたから。言葉で言われなくたって態度でだいたい分かるから。言葉もニュアンスでね。乱暴な口を利いても、理解してるっていうか、こっちに気持ちが向いているってのは、ニュアンスで分かりますからね。

だから、こういう人たちと社会復帰で出会ってから、生きて良かったなと、最近しみじみ感じてる。

出合ったのは、岡山でのハンセン病市民学会でした。この時、俺のおしゃべりが邪魔しちゃってね。国会議員や県会議員の来賓挨拶、もう復唱しろって言われてもすぐできるくらい聞いているからさ。後ろの方で、全国から来た退所者と、何年ぶりかの緊急報告し合ってた。

演壇の挨拶が一段落した時に、前にいた女性が後ろ振り向いたんで、あ、こりゃこっちが騒いで発言が聞こえなかったのかと思ってすぐ謝ったんだよ。騒いじゃってごめんなさいってね。「そんなことはいいの、いいの」って。どちらから来たのって聞くから、俺、気取っちゃってさ、「東京から来た」って言ったのよ（笑）。乗ったのは東京駅だからね（笑）。

そしたら、私たちは神奈川から来たって言うからさ、神奈川なら川崎知ってるわいと思って、「いやほんとのこと言うと川崎です」って（笑）。

その彼女が、東京だったら「多摩全生園ですか」って言うから、いやいや、おれは田舎の御殿場のちっちゃなところで、復生病院の出だって言ったら、「あら、懐かしい」って。え〜、一緒に入ってたのかと思ってさ（笑）。

「あたし雙葉学園の時、ずっと慰問に行ってた」って言うんだよ。たしかに雙葉学園から、女生徒が来て聖歌歌ったりさ、踊ったりしてくれたの。昭和三七年（一九六二年）頃っていうから、俺いたころだね。

だけど、その当時は病院の方針でお客さんと話させないのよ。お客さんの席は別にあって、患者の席があって、真ん中に越えてはならない仕切りがあった。だから話したことないの。じゃあ、俺はあんたの歌聞いたんだよねって。向こうも親しみもって、他の仲間を紹介してくれたの。

(2) 学校と行政——人権のための講演活動

ネコ洗いとパンダ飲み

小学生は具体的に話さないと分かりません。それで、おじさんの手はこうだよって見せるわけ。そうして、聞きたいことがあったら、なんでも聞いてくださいって。

そうすると例えば、「石山さん、手が悪いのにご飯食べますか」って聞くから、手が悪くたって食べられます。犬見てごらん、犬は箸持たないでしょうって言うと、わ～って笑うよ。だからフォークで食べますよって。

「顔洗えますか」っていうからね、顔はね、みなさんは手で水をすくって洗うけど、おじさんは手が悪くて漏れちゃうから、蛇口出しといて手にこうして濡らして、こすってね、これをネコ洗いって言うんだよって。だからおじさんは洗ったあと、にゃ～んて鳴くんですよって、うわ～って笑う。

小学生は一回笑わすと親近感もってなんでも聞く。「ジュース飲みますか」って聞くから、みなさんは片手でこうやって飲むでしょう、おじさんは手が不自由だから両手でこうやって飲む、これをパンダ飲みって言うんですって（笑）。

するとと先生が、よくその場その場でね、あんなこと言えますね、私たちはとてもそんなこと言えないっていうから、それは学校の先生はそんなこと教えられないでしょってね。

でもね、実際「犬食い」って言葉があるんですよ。病室なんかに入ると視力障害の方でね、手が麻痺してるからお皿持ったって分からない。だから付き添いの人が大皿に、ごっちゃ混ぜよ、おかずから、漬物から。それで何種類入っているか教えて置いておくと、顔をつけて、ほんとに犬食いです。

ハンセン病でも最重度の人でしたが、今はそんなことありません。スプーンでちゃんと食べさせますから。当時は職員が足りなくてそんな、関わりきれなかったから。

前がべちゃべちゃ汚れるから、赤ちゃんの涎《よだれ》掛けみたいなあんなちっちゃなもんじゃなくて、極端なこと言うと、床屋さんでかける、あんな感じで。異様な光景だよね。

あまりにも非人間的で、とにかく職員を増やさないことには心の通った看護なんてできないですよ。物理的にね。それで自治会が厚生省との交渉を懸命にやりました。それで昭和四〇年（一九六五年）ごろから職員が増えるようになってね、僕が退院するころは、ちゃんと食べさせてあげるようになったけど、昭和三〇年代は、多摩の全生園に行けば実際そうだった。

「みなさん街で白い杖ついている人を見かけた場合には目の見えない人ですからね」って。車椅子だとか白杖ついている人と街で出会ったりしたら、親切に、ちょっと手を貸してあげるとかね。社会に出た時に心得て欲しいって、そういう話をしますよ。

とにかく子どもから教育しないとね。年寄りは話を聞いても会場出たら忘れちゃうでしょうからね（笑）。さっき何を聞いたかなって、俺がこの年になってそう思うもの（笑）。

中学修学旅行の自由行動

僕がいちばん最初にやったのは、三重県から修学旅行に来た中学生でした。飯田橋に「ハートセンター」って、ソーシャルワーカーの人たちの組織があります。そこの人とその学校の先生が繋がりがあって、修学旅行でハンセン病の回復者の人の話を聞きたいけど、誰かやってくれる人いませんかって、「あおばの会」に話がきたんですよ。ところが誰も手をあげなかった。「あおばの会」は療養所を退所した人たちの会です。裁判が終わって、それまで声をあげなかった人たちが、俺も退所者って名乗りをあげるようになって、会を立ち上げたんです。で、俺はなんでも一番が好きだから（笑）、わりと素直に、じゃあ僕やりますって（笑）。

飯田橋の事務所に行ったら、中学生が三十人ぐらいかな。自由行動の時間で、都内を見学したい人と、話を聞きたい人と、修学旅行も今は班に分かれて行動するのね。

自慢じゃないけど、学校の修学旅行って行ったことないもんね。遠足だけ。遠足なんて近くの行ったことあるとこばかりだからね（笑）。いま、何班、何班って分かれてタクシーで動くのね。びっくりした。

だけど、僕も学生に初めて対面するでしょ、向こうだって初めてハンセン病の人見たわけです。どういうふうに話したらいいかと。中学生だからね、実はハンセン病の回復者だと言ってから、ハンセン病ってどういう病気かっていうことを簡単に説明したわけですよ。

ところが、中学生ぐらいになるとメモとるんだよね。こりゃあ変なこと言えないと思ってね（笑）。

医者じゃないし、僕が知ってる範囲で話しました。今はうつらない病気だってことをしっかりね。

だけど昔は、国の政策で片っぱしから患者を収容した。社会を浄化するために。われわれはゴミ扱いされた。ゴミだめに集められるのと一緒だったことを具体的に話したんです。

優生保護法がからんでくるけど、日本を綺麗で美しい国にするためには、目障りな障害者とか、役に立たない人間は、この世に産んではいけないという考えで強制的な不妊手術もやった。その前に生まれていた、形の悪い人間を社会に置くのは社会の害だということで、強制収容。「強制収容」って言葉でいうと簡単だけど、その実態は患者の人権を全く無視したもので、家族が「もうちょっと待ってください」といっても、一切聞かない。

徴兵みたいなもんで、強制的に県から来て連れて行った。しかも連れて行くだけじゃなくて、その後すぐ、白い車で消毒が来る。防護服着て大きなマスクして、農薬撒くように背中にしょった噴霧器で、患者の歩いたとこ、家の中、全部洗浄してね。そのあと雪のように石灰まいた。みせしめだよね。

高校生はかなり理解できるから、現代の医学では感染はしないと断言してから、偏見による差別について特に話します。これは依然として社会にあるから、それを払拭できるのは若い君たちだって話す。君たちが社会に出て、もし機会があったら、あまり話したくないかもしれないけどハンセン病について、こういう病気でうつらないんだと言って欲しい。普通の病気と同じように、正しく理解してほしい、って言うとちゃんと分かってくれる。

「ハンセン病と社会」がテーマ

横浜国立大学では「ハンセン病と社会のつながり」というテーマだった。やっぱり大学生は視点が違うなと思ってね。

それで、「これからはハンセン病は出ないから、病気としてのハンセン病の勉強をしても役にたたないでしょう」って言ったの、正直に。「だけど僕がみなさんに訴えたいのは、ハンセン病に対する誤った思いは正して欲しい」と。残された社会的差別の問題です。

あの話の当時、社会復帰してる人で一番若い人が六十五、六歳でした。だから今はもう七十になっているでしょ。それ以下はいないんだもの。療養所にも社会にも。いちばん多いのが八十代、九十代。医学の世界では、発生が止まって三十~四十年経つと、その病気はもう消滅したものと言われるそうです。

ハンセンの場合は、日本人の発症はほぼ無くて、海外から来た人にたまに出るそうです。今は薬で治っちゃう。療養所に入らなくてもいい。

だから、俺は病気に早くなって良かったのか、遅くなってなった方が良かったのか、ちょっと分かれるところだけどね。遅くなってかかったら、人生もかなり違って、こんな話にもならなかったと思う。

ハンセンの歴史から言ったら、僕らの時がいちばん変化があったんだと思う。僕らより前の人はほんとうに悲惨でした。社会に激しく迫害されて、人として扱われなかった。僕らの頃になると、見つかったら療養所に放り込まれたから、その頃とは違うけど、社会からの強制隔離という別の問題が起きたわけです。

横浜国大の時は担当の高橋先生が電話くれて、会って話した。「僕は、そんなに慣れていないからね」って言ったら、「難しく考えないでください」って。「大学で学ばないようなことを話して欲しい」っていうから、それだったら得意だからね（笑）。なまじ大学行ってると拘《こだわ》るからね。先生にあらかじめ言っておくけど、「俺、小学校も出てないんだよ」と言いました。

今度、ＩＣＵ（国際基督教大学）で話すことになっています。ハンセン病の映画『あん』の英語版を上映します。アメリカから五十人が来るそうです。その人たちに映画見せて、そのあと、俺に話してくれって。英語でするんですかって言ったらあきれられちゃった（笑）。いや、あなたは日本語でやってくださいって。ちゃんと同時通訳できる人がいますからって。一般公開ではないと思う。アメリカからくる人たちのために、特別にやるらしい。

東洋大学でも数回やりました。それから埼玉県の女子大学。「誰か女子大行ってくれませんか」って言われたから、「俺、行く」ってすぐ手を挙げた（笑）。「女子大で何しゃべるんだよ」って言われたけど、男の学生とそう大して変わらないだろうと。そしたら本多さん、ハンセン病問題を研究している東大出の秀才がいて、彼がね、じゃあ僕が一緒について行くからって。

彼は、その女子大学の講師やってたんです。そしたら彼が「本日のゲストスピーカーは」って言うからね、なに言った？　俺の知らないことば使わんでくれって言ったら（笑）、「講演する人をそういうんだよ」って。

そういうことで、大学行かなくても大学の知識をいくらか身につけたんですよ。学費も払わずにね（笑）。

中学生からの手紙

大学生と違って、子どもは家に帰ると学校でこういう人の話あったよって話すじゃん。感心したのは、久我山にある立教女学院。講演やってしばらくたってから、生徒が手紙を送ってくれました。

石山さんの講演があることを家に帰って話したら、おじいちゃんから「今日、学校に行くな」って言われたって。「病気がうつるから」ってね。お父さんは大丈夫だって、演壇と離れてるし簡単にうつらないからって。

それで石山さんの講演聞いて、まずおじいちゃんに、ハンセン病の話をした。やっぱり孫の話は真剣に聞くんだね、おじいちゃんが「お前に悪いこと言った」って。「本当のこと学んで良かった」って褒められたって。だから石山さん、話してくれてありがとうっていう手紙で、読んで俺も涙が出たよ。そういう感想をくれた子もいるんだよ。中学生でね。

もう一人、手紙をくれた子はね、弟が発達障害なんだね。お姉ちゃんと遊ぶのが大好きで、お姉ちゃんが外出するとき一緒に行きたがるって。お母さんとかおばあちゃんが「お前、一人で行け」って言って、弟を表に連れ出すことを許可しなかった。

講演の時に、発達障害のことは専門じゃないけど、偏見・差別はハンセンだけじゃない。脳性麻痺や発達障害の子どもに対しても差別がある。なぜ差別が生まれるかというと、正しく理解してくれないから、「あのうちには変な子がいる」「血筋だろう」って、正確な理解を持たずにいい加減なことを言う人がいるから、それが一人歩きして差別が広がる。差別は自然に生まれるものではなく、人間が意識的につくるものだと、話しました。

だから、あんたたちは若いから、これから社会に出てこのことは絶対に間違えのないように、社会を変えてほしいと言ったの。それを家族に話したそうです。それからおじいちゃんがファンになったっていうんだよね（笑）。

俺、毎年のようにそこに行ってたの。あの学校は一貫校でどんどん上にあがっていくからね。卒業してからも、時たま手紙くれたね。

去年はね、僕ばかりじゃつまらないから、回復者の女の人を紹介しました。あそこはいい学校だから、女性の視線で話すとよく理解してくれると思うから行きなよって。彼女は歓迎されて、女同士だからって、後で有志が集まって話したって言ってました。

立教女学院は新教（プロテスタント）なんだよね。俺はカトリックのクリスチャン。今は生活のクルシムチャン（苦しむちゃん）だけど（笑）。

東京、横浜、川崎で、小学校は四十校ぐらい行ってるかな。最初は近場の小学校は嫌だったんだよ。子どもの学校区じゃやれなかったですね。

小学校は、だいたい四年生から上。上級生を集めて体育館とか、クラスだけの時もありました。女の先生が泣いていました。後ろの方で。僕の話に感動したっていうから、びっくりして、こっちが感動したね。学校の先生泣かしたなんて隅に置けないよね（笑）。横浜で小学校全校の校長と先生方を集めた場で話したこともありました。

横浜市の人権啓発

横浜市は人権啓発が熱心です。やっぱり根本さんたちが、遠慮無く、誠心誠意やってるから（笑）。

僕が感心したのは、横浜屠場労組の青年。「石山さん、五〜六人だけどやってくれる」って言うから、ああ、いいよって。新横浜駅前の中華料理店借りてやった。来たのは屠場の二十代の青年だよ。それこそ食い入るように聞いててね、涙流してるんだよ。自分たちが体験したことと通じるものがあったって。自分たちも学校で差別されたって言ってました。

親が屠場で働いていたんで差別された。俺、そういうこと知らなかったから…。「僕ら身体はなんともないけど、精神状態は石山さんと同じだよ」って言われました。

そういえば川崎でもね、うちの団地にいた人が衛生局に勤めていて、昔は便所の汲み取りあったでしょう。汲み出して料金もらう時、お金を夏みかんを剥いた皮に入れて渡されたって。そういう差別受けたって聞きました。

俺も物を買った時に、直接、お金を受け取ってくれなかったことがあった。木の棒と、よくお釣りのせて渡すのあるじゃん。向こうはそれを用意していてこれに乗せてくれって。手から直接受け取らなかった。

あの当時、あんまり患者も外に出なかったから、よけい怖さが一人歩きしてたんだろうね。今は御殿場あたりで、大きな声でハンセン病のこと言ったって、寿司屋だって嫌わずにちゃんとやってくれる。俺、考えてみたら、御殿場あたりの啓発運動に、少しは役に立ったかなと思ってます（笑）。

僕の話を子供達が、その後で劇にしたでしょ。あれも行政で話している時、たまたま瀬ケ崎小学校の校長先生が聞いていて、是非にということで行ったんです。

招待されて観てて、僕の役をやった子が、石を、演劇だから布で作った石だけどね、ぶつけられて、「やめて、やめて」って言ってるのを見て泣けてきた。あの子かわいそうじゃねえか、酷いことする奴がいるもんだって（笑）。それくらい迫真の演技だったのよ。

去年だっけか、学校に行ったら、「うちのお兄ちゃんが、石山さんの話を聞いた」「とても良かった」って。「だから私も聞けて嬉しい」って言ってくれた。何回か行ってて、職員だけを対象にしてやることもありました。

僕は学校で講演して学んだことがすごくある。だから、やって良かったなってほんとうに思う。

行政が求めること

川崎でも福祉について話してくれって言われました。言いたいことはいっぱいあります。まだまだ差別があると思うから。だけどね、あからさまな批判というのもね…、ちょっとやりにくいところがあると思いました。

行政はね、障害者が自分の力でできる範囲で自立させたいと言うんだけど、やはり障害は千差万別で、いろんな分野にわたるから、一概に同じスタートラインには立てません。たとえば聾の人は、黙って見てたらどこが悪いか分からない。言葉が通じないってことは、付き合ってみて初めてわかるでしょう。

視力障害の人はね、全員が白杖を持ってるかというとそうでもないんです。普通は目を見ればば視力を失った人だとわかるけど、中には綺麗な目をしてて、私ぜんぜん見えないっちゅうかららさ、本当に見えないのって聞いて、「見えない」っていうから、俺ぐうっと顔を近づけても、ぜんぜん逃げないから（笑）。普通は泡食って逃げます。障害はいろんな分野にわたるけど、その人たちが自立して生きるために、行政に何ができるかということかな。それで、当事者の気持ちを知りたい、近づきたいということか、と思っています。

(3) 障害者運動と地域活動

障害者を隠し、言葉を封じる社会

ハンセンは、僕よりかもっともっと酷い体験をした人がいっぱいいるんです。だから僕がこういう目にあったなんて言うと、「なんだ、あいつは幼稚園児のくせして」なんて言われるかもしれない。ほんとうに酷く辛い目にあった人は語らないんです。よほど心を許した人でないと話さないです。

帝京病院に診察に行った時に、診察券出そうとして落としちゃったの。床にピチャッとくっ付くとこの手じゃ拾えないじゃん。そこにいたおばさんに、「悪いけど、こんな手してるから、拾ってくれませんか」って手を見せたの。

そしたら「ああ、気がつかないでごめんなさい」って拾ってくれてさ、「失礼ですけど事故ですか」っていうから、いやハンセン病で指落としちゃったって言って、こっちの手も見せたの。

そしたら一瞬ハッとしたけど、「あんたは、よくそんなことを見ず知らずの他人にいえます恐れ入りますが、切手をお張り下さい。

〒113－0033

東京都文京区本郷

2－3－10

お茶の水ビル内

（株）社会評論社　行

おなまえ　　　　　　　　　　　　　　　　　　様

（　　　　才）

ご住所

メールアドレス

購入をご希望の本がございましたらお知らせ下さい。
（送料小社負担。請求書同封）

書名

メールでも承ります。　book@shahyo.com

今回お読みになった感想、ご意見お寄せ下さい。

書名

メールでも承ります。 book@shahyo.com

ね」ってね。見ず知らずの私に、ハンセン病だなんて普通は言わないでしょうって。だってほんとだからねって言ったら、「ほんとのことを言うってなかなか出来ない」ってね。そして「誰にも言ってないけど、あなたに話す」って言ってね。

その人は、母親が水俣病で自分はその胎内にいて、認定はされているけど、自分の娘もそうなるんじゃないかとそれがすごく心配で、結婚している旦那には言ってないって。母親は「すまなかった」って私に謝るけど、母親のせいじゃないって言うのよ。母親は知らずに魚を食べて病気になったんだから。神経が麻痺して猫が踊るみたいに身体が動いて。「ハンセンの人はそういう風にならないいんですか」っていうから、俺たちは踊らないけど、物を手でつかめなくなっちゃう、感覚もなくなっちゃうって言った。「私は他の人に、胎児性だなんて絶対に言えない。初めて石山さんに言えた」って言うんだね。

東伊豆の道の駅に「伊豆オレンヂセンター」があります。川崎の障害者の「研修旅行」のために、俺の車で役員と下見に行った時にそこに寄ったの。結構、食堂広いから、ここならいいなって。名刺出して、今度の旅行の時にお宅で食事したいけど受け入れてくれますかって言ったら、「平日なら大丈夫ですよ」って。土日は混むけど、それでも時間を一時過ぎにずらしてくれればいい、観光協会の予約も入っているからって。

年に三回ぐらい行くからね。団体が変わるけど、連れてくって話になった。それでそこの人が、

「石山さんね、それだけ障害もってて暗さがないですね」っていうのよ。「話を聞いてて障害者と思えない」って言うの。対等に話するし、すごいって。「実はうちの妹が悩んでいて、ちょっと相談に乗ってくれる?」って言うから、なにかと思ったら、発達障害の子どもがいるんだと。子どもは当時七歳ぐらいで、表に連れて歩くなってお姑さんから言われるんだって。子どもはお母さんと外に行きたいじゃん。買い物についていくって言うと、お姑さんが引き止めちゃう。親子を引き裂くから辛いって、いつも言われてるって。

妹さんも一緒にそこで働いていたのね、それで「お母さん、それは間違っている」って俺言ったの。絶対に連れて行きなさいって。知ってもらうことが、理解してもらうことなんだから、隠していちゃあダメだよって。最初は勇気がいるけどね、そういう子はお宅ひとりじゃない。横浜にも発達障害の会があって、そこの会長さんは一緒に講演やったことがある。とにかく家族はそういう子を隠したがる、だけど、それでは子どもが幸せにはならないってことで、そのお母さんは今は公表して活動してるって話をした。

お姑さんは家を守るために言うんだろうけど逆効果だよって、お姑さんがなんて言おうとあんたの子どもだから、「おかあさん、黙ってて」っていう勇気持ちなさいって。旦那はお姑さんの息子なんだから、あんたが勇気もたないとダメ。たいへんだけど、みんなに子どもを認知してもらうことが一番だよって。

俺だってハンセン病で昔、石投げられたりね、「表歩くな、このガキ」って罵声浴びせられて、でも今は俺の勇気をみんな知ってるから、誰も嫌わない。それがほんとの理解だから、生半可なことはダメだよって。

それで勇気だしてバスに乗りました。子どもは嬉しいから奇声を発するんだよ。するとみんなが一斉にね。その目がなんでその子を連れて来たって、目が物語ってるっていうんだよ。あの時は凍りつくように辛かったっていうから、みんなそうだよ、それ乗り越えないとダメだよって話した。

向こうがそういう目で見たら、それがどうしたのって睨みつけてやんなって。睨みは圧力が強い方が勝つから、目をそらしちゃダメだ。猫だって目をそらしたら負けだからね。睨みかえせば、向こうはだいたい目を伏せる。そうして克服していくんだよって、手ほどきしてやった（笑）。それが今、東伊豆の発達障害児の会をつくって会長やってるんだよ。

障害者を隠さなくていい社会が本当の社会だと思う。障害者が口を閉ざしてしまうような社会じゃだめなんだと思います。

宮前ふれあいの家

宮前区のね、知的障害者の作業所があるんですよ。五か所ぐらいで事業所やってて、職員だけでも百人ぐらいいる。業務があるから一度に集められないので、話は三回にわけてやってくれって言われて、六月二十四日にも一か所の作業所でやることになっている。

作業所は「宮前ふれあいの家」といって設立に僕、関わったの。脳梗塞で不自由になった人が、うちの障害者団体の会員になっていた。作業所に通っていたんだけど、体質的に合わないから自分で作業所を開きたいんで、「石山さん、相談乗ってくれよ」って言うんでね。「乗るだけなら乗るけど、俺、そんな技量ないからね」って言ったらね、「いや、いいんだよ、人集めだから」って。障害者協会の会員にも何人か話したの。そのうちの二人が、「石山さんがやるんなら、俺も仲間に入る」ってことになり、旦那と四人で、他所の方法を参考にしながら旗揚げしようってなったけど、場所がない。

最初、マンション借りようと思ってね。オーナーは、いいって言ったんだけど、不動産屋から、「障害者が出入りするとマンションの価値が下がって、住民からクレームがつくかもしれない」って言われて契約寸前でダメになった。それで普通のアパート借りに行ったら、「障害者が出入りすると、何かあったら困るから」って言われた。しょうがないから、俺、車であちこち探したの。そしたら、赤錆びたトタン屋根の倉庫がありました。近くで働いていた人に、だれの所有かって聞いたら、地主は高津区の人だけれど、建築資材の置き場で、使ってなくて空いてるよって。

でも俺が行ったんじゃあ人相が悪いから、仲間の奥さんに行ってもらったの。障害者のために借りたいって言ったら、「あんなボロい家、使い物にならないよ」って言われた。「直します。そうでないと認可もされないから」と言ったら、それなら任せるから使ってくれっていうことになりました。

内装からなにから五百万ぐらいかかったなあ。今も幹事やってるけど、みんな独立して、もう軌道に乗っているから手を引いている。こないだ十五周年記念やりました。

狭山事件の石川一雄さん

障害者と人権の関係では精神障害者の団体の「シャロームの家」、部落解放同盟でも話しました。

社会福祉法人の横浜市福祉サービス協会では、組合で一回と会社全体の人権研修でやりました。地元では社会福祉協議会主催の集まりで話したこともあります。

狭山事件の石川一雄さんは刑務所の中で字を覚え、僕は盲人の背中で覚えたけど、これは重なり合うんじゃないかということで、一年半前に対談（識字対談）(注1)をやりました。石川さんは冤罪で、こっちは強制収容で、向こうの方が長いじゃん、三十八年も入ってた。俺は十五年でしょ。

アイヌ感謝祭(注2)にも行くし。福島には帰還困難区域の飯舘村長泥地区に入りました。ハンセンということだけでなくて、他の人権問題へと、関係がどんどん広がっています。

樹木希林さんとの対談

北海道で映画『あん』(注3)をやるということで、北海道の弁護士さんが応援して、樹木希林さんを講演に呼ぶことになりました。弁護士が「ハンセン病当事者の石山さんを知ってるから対談はどうか」ということで、僕のところに電話くれたんです。

ああ、喜んでいきますよって。その時、希林さんとは初めてお会いしました。でも全生園でロケやってたのは知ってました。カメラがあるから、ロケやってるのかねって聞いたら、そうなのよって。樹木希林さんと市原悦子さんと二人が患者役で来てるんだよっていうから、ああそうなのって。ロケは遠くから見たのよ。

そんなことで希林さんと北海道で対談しました。会場の質問で「樹木さん知ってるの」って聞かれたから、知ってるどころか抱き合ったんだよ、って言ったら、あんた言い方が悪いって(笑)。ハグしたって言えって。

樹木さんは本当に面白い人で、僕と対談した時に「私いろんな人と対談しているけど、素人さんであんたみたいにポンポン返ってくる人はいない」って。「テンポも早いし面白いから、こんなところで講演するよりか、吉本のお偉いさんを紹介するから、そっちで仕事したらどうか」って言うわけよ、みんなの前で。

それで、「先生それは嬉しい話だけど、吉本興業はクスリやってる人と指詰めている人は取らないからダメですよ」って言ったら、場内がものすごく、ワーッて受けたの。「なんで受けたの？」って言うから、クスリは覚せい剤で、指つめるはヤクザのことで、俺なんか二本つめた親分だから、とてもじゃないけど使ってもらえないって言ったら、「あんた、そんなところに発想がいくんだね。もったいないキャラクターだねえ」って言われてね（笑）。

樹木さんは、自分はたまたま病気の者の役だけど、そうでない人のセリフを聞いていると、「あ あ、あの人の言葉、私の中にもあるな」って思うって。だから、知らないというのはやっぱり罪だなって話してました。国が隠して、知らせないようにしてきたんだからねえって。

団地のポスター

そういう活動してると可笑しなこともある。川崎市の国際交流センターで講演やってくれっていうから、いいよって。「ポスター出すからいいですか」って言うんで、せいぜい会場に出すくらいだと思って写真を提供したんですよ。

そしたら、一週間ぐらいしてから、「印刷ができたけど、石山さん何枚欲しい？」っていうから、俺はべつに二つか三つあればいいよって言ったら、じゃあ、あと全部貼らしてもらいますっていうから、五十ぐらい刷ったのって聞いたら、三百七十ぐらい刷ったって。どこにそんなに貼るのよって言ったら、「市の掲示板に貼ります」って。

市の掲示板ってそれぐらいあるそうです。うちの団地の中にも三カ所あった。

ある日突然貼り出されてさ。そしたらうちの団地の人、みんなびっくりしちゃって、「石山さん、あんた何悪いことしたのよ」「あんたの写真でかでかと貼ってあるわよ」って（笑）。東京人権センターの冊子も一万部印刷したって言われました。僕の顔がどーんと表紙になったやつ。ちょっとした有名人だから、悪いことは絶対にできなくなりました。

(4) 今、伝えたいこと

人権というのは、基本的にその人にとっての命なんです。それを侵害する側はもちろん悪いけど、されるほうは悲劇です。これをしっかりと伝えたいと思う。

ハンセン病といっても治る病気だし、昔ほどの偏見も正直言って、今はない。今の若い人は理解も早いし、この前も横浜国立大学の学生さんに話したけれど、彼らは偏見・差別というのをほとんどもう感じない世代だから、普通の病気と同じよう聞いてくれます。だけど昔は「ハンセン病」と言えば、とにかく側に行けばうつる、恐ろしい病気だと、国がそう思わせていました。

われわれを社会から排除することが日本の国の「浄化」になるという、その時の政府の考え方だから、どうにもならなかったけど、そういうものは、いつの時代でも絶対にいけない。国が人権を侵害することは絶対にあってはならないんです。

本当に怖いのは病気じゃなく、この国の独善的な姿勢です。それが「らい予防法」だったし、「優生上、不良な子孫の出生を防止する」といって断種や中絶を強制的に繰り返してきた「優生保護法」でした。私たち患者の人権と苦悩に向き合おうとせず、排除しようとしてきたことに、苦しめられてきたのです。

ハンセンといっても、障害は人によって様々です。受けた偏見・差別も、踏みにじられた尊厳も人によって違います。ハンセン病から離れても、限られた命の病気はたくさんありますよね。そういう人たちに比べれば、後遺症が酷いと言われる私なんかでさえ、どうってことはない。でも、私の「過去」は話したとおりのことでした。

偏見・差別が怖くて、昔は語る人が居なかったし、マスコミも取り上げなかった。世間では闇の中に置かれてきた私たちが伝えることで、未来の社会に禍根を残さないようにして欲しいって思います。

人間ふり返ると、一生不幸な人も居ないし、一生幸福な人も居ないと思う。どっかでつじつまが合うようにできてるはずです。僕は少年の時から青年期にかけて、出口のないトンネルに入ったような、絶望に近い気持ちを持ったけれど、復生病院に行ってから、心の勉強をさせてもらったし、字を教えてくれて人間としても立派な師匠にも会ったし、社会復帰してからもすばらしい友人たちに恵まれました。

でも、我々の仲間が、千二百~千三百人社会復帰していて、年一回集まるんですけど、普通に生活できて、自由闊達に活動している人はそうはいません。

病気の軽い人でも心を閉ざしてる。配偶者にも、自分の過去を言えない、子どもにも言えない、会社にも隠してる。だから、何事もないようだけど、見えない原罪を背負って生きている人がいるんです。これが苦しいです。

僕が入院した時に一緒にいた人が、いまだ療養所にいるんです。十八の時からで、今九十六歳。東京の人だけど一回も家に帰ってない。盲人で、今は歩けなくて寝たきりで、病院から外に出たことがない。罪もないのに。そういう人がいることを忘れてはならないと思います。

偏見や差別の芽は、私たちの心の内にあるけど、それでも、人を信じたい。冷たい視線よりも、もっとたくさんの優しさに救われてきた人生ですから。

今回、本を出すことになりましたが、ハンセン病の歴史とか療養所の中の生活とかはいろんな本で書かれているから、それを詳しく語ることはないと思いました。僕は僕の人生を、こう歩いて来たというのを伝えたいなと思って話すことにしました。


（了）

【注】

（1）識字対談

「識字対談」は部落解放同盟横浜市協議会主催、じんけんネットゆい共催で開催。石川一雄さんは部落差別と貧困によって教育の機会を奪われ、二十四歳で不当逮捕された。獄中で文字を学び、無実を訴える力を取り戻した。文字を取り戻す闘いが象徴する差別が、二人の対談によって明らかにされた。

（2）アイヌ感謝祭

アイヌ感謝祭は、「チャシアンカラの会」が主催する催し。首都圏アイヌの活動を紹介しつつ、運動に連なる人々に感謝を捧げる場として毎年開催されている。

首都圏には五千人から一万人のアイヌ文化を体現し伝承するための施設が首都圏になかったことから、ニュージーランドの先住民族マオリの運動をモデルに、集いの場を自分たちの力で作ろうという活動を続けている。アイヌは「人間」のことであり、チャシアンカラは「自分たちで作る砦、生活の場」という意味である。

（3）映画『あん』

ハンセン病の元患者（徳江）と、中年のどら焼き職人の交わりを描いたドリアン助川原作、河瀬直美脚本・監督の映画（二〇一五年五月公開）。樹木希林さんが尊厳を失わず生きようとする徳江の姿を丁寧に演じている。第三九回日本アカデミー賞優秀主演女優賞を受賞。第六八回カンヌ国際映画祭「ある視点」部門のオープニング作品にも選ばれた。

主人公徳江の少女時代は、星塚敬愛園（鹿児島県鹿屋市）の元患者、上野正子さんの手記『人間回復の瞬間《とき》』（二〇〇九年　南方新社）からヒントを得たと、ドリアン助川氏は語っている。

神山復生病院を退所した青年と連れ添って

（二〇一五年三月八日、福岡安則氏による聞き取りから）

わたしは、昭和一三年、岐阜県の山村で生まれました。七十六歳になります。

小学校五年の時、夜、コタツのなかで、「わたしが子どものころのことだ」と言って、母がこんな話をしてくれました。――「トウガネって場所に行くと、手と足の指のないおばさんが一人で藁掛け小屋に住んでて、そのひとはおっかなーい病気なので、絶対にそこへ行っちゃいかん、と親に言われた。ダメと言われれば余計行きたい。ひとりでこっそり行って、小屋を覗いてたら、後ろから『遊びにきたの？　ほおづき採ってきたから、持っていきな』と声がかかった。見たら、鼻は欠けてる、手はまるい、足はびっこ。ブルブル震えて、息せき切って帰ってきたことがあるよ」と。一回きりの話でした。この話を思い出したのは、ハンセン病回復者の石山春平と一緒になったときでした。不思議なこともあるものです。

極貧の中で育ちました。国民学校一年にあがったのが昭和二〇年。防火訓練のバケツリレー、防空頭巾、灯火管制を覚えています。戦争が終わってからも、学校にお弁当を持っていけず、お昼にはうちまで走って帰って、お釜の底をこそげて、味噌ちょぼっとで食べて。

昭和二九年、中学校卒業。紡績工場に住み込みの「女工」になって、定時制高校に通いました。

昭和三五年、二十二歳の時、新聞で「一筋に生きる／神山復生病院の看護婦長／井深八重子さん（六十二歳）／半生をライ患者に／気骨と信仰に支えられて」という新聞記事を読んで、井深先生に手紙を出しました。先生からは「乙女のような気持ちではここで働くのは無理だけど、一度遊びにいらっしゃい」との、あまりの達筆で、読むのに難儀した手紙を頂きました。その手紙は、今でもわたしの宝物です。昭和三八年、二十五歳から、復生病院で賄い婦として働くようになりました。しかし、寮の同室者は村人たちを診る分院の看護婦でしたが、「わたしは〔らい〕の患者さんは大嫌いだからね。あんた、しっかり手ぇ洗ってきたぁ！」ってきつく言うひとでした。わたしは不思議に思いました。「人を愛しなさい」と教えるカトリックなのに、シスターはともかく、看護婦さんたちがなんで患者さんを見下して平気なのだろうと。その背後にあるのが「らい予防法」だということを、あとになって知りました。

神山復生病院での思い出は、大きなホルマリン消毒器があって、患者さんのものは着物でも手紙でも、なんでもそこに二十四時間入れなければ、外に持ち出せなかったこと。もうひとつは、カトリック教会だから、男女の接触にはとくに厳しかった。教会でも、真ん中に神父様がお通りになる赤い絨毯が敷いてある。その右側が男子、左側が女子と決まっていて、お互いに「女子禁制」「男子禁制」。わたしは職員だったから、あっちもこっちも行かれたけど、「世間から来た子はチャラチャラして、必要以上に行っている」と神父様に告げ口されました。

わたしは、ほんとに患者さんを知るには、自分も看護婦になるしかないと思って、院長様に看護学校に行くことの許しを求めましたが、「あなたの穴埋めを連れて来なさい」と。諦めきれず、井深看護婦長に相談。名古屋の聖霊病院を紹介してくださいました。復生病院を辞め、高看の生徒になったのが昭和四一年、二十八歳でした。四年間で卒業、無事国家試験にも合格。そして、一年間の「御礼奉公」。――復生病院に戻らなきゃならない立場でしたが、道が一本じゃなくて、

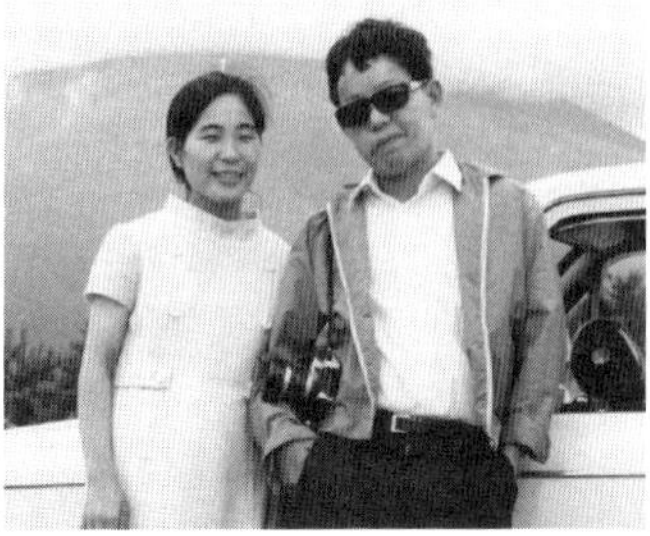

二本に分かれて、分かれたほうの道へ入ってしまいました。昭和四五年一月十一日、東京・町屋のカトリック教会で、神山復生病院から社会復帰した石山春平との結婚式をあげました。春平さんは、人懐っこい青年で、いつも首からカメラを下げて。そのカメラで写真を撮って、自分で現像して焼いて。それを全部独学でマスターしたと。それだけの信念を持っているひとなんだと思ったら、メロメロとなって、糸の切れた風船になりました。

春平さんは「ぼくはハンセン病で睾丸炎をやったから、子宝はないからね」と言っていましたが、長男が昭和四五年に、娘が昭和四六年に、末っ子が昭和五〇年に生まれました。年子で生まれたころが、いちばん生活が苦しいときでした。石山いわく「ぼくの月給なんて安いじゃん。障害者だから」。二人目が生まれたのが、十二月八日。そして、公営団地が繰り上げで当選になって、その条件が「十二月十五日までに入居すること」。町の助産院で生まれたばかりの赤子を抱いて、立つこともできず、わたしは這って、ここに来ました。あの時は、本当に死ぬ思いでした。夫に言ったのは、「障害があるから、なんて言い訳はダメよ。自分の事は自分でやって。子供の世話までやるのよ」。

昭和四八年、わたしは川崎市立の保育園に零歳児担当の看護婦として勤めるようになりました。保育園の送り迎えはぜんぶ春平さんがやってくれたおかげで、わたしは仕事が勤まったわけです。夫は「うちは男女共同参画のハシリだ」と威張っております。でも、父親が「授業参観」に行くのを嫌って、子供が「学校へ行かない」といったこともありました。

職場でも地域でも、夫の病気のことを口にした事はまったくありませんでした。夫は手足が不自由で障害がある。誰でも聞きます、「どうしたの？」と。私は嘘まるめてしゃべるのが苦手でしたので、口をつぐみ、下を向いて暮らしてきました。それと、零歳児の世話をしていましたから、自分を介してハンセンがうつることはないと思っていても、不安にもなりました。石山も、ずっと神山復生病院での検査を欠かしませんでした。小さい子どもを神山に連れていくと、子どもは「お父さんとよく似たひとがいっぱいいるねぇ」（笑）。

ドキドキ、ハラハラ、ヒヤヒヤの体験も何度かしました。夫が身体障害者だと言うので、区役所の職員が生活状況を調べに来ることがあります。「何の障害ですか？」嘘はつけないから、正直に話しましたけど、心臓が飛び出るんじゃないかと。高津中央病院に夫が入院したときは、障害者だからと馬鹿にされちゃ困るので、無理をして個室に入りました。支払いが大変でした。復生病院の先生から、通院が大変だろうからと労災病院を紹介され、病歴を聞かれたときは、わたしが「ハンセン病です。昔、ライって言われてました。でも、治っています。うつりません」って。看護婦さんはケロッと「ああ、そうなの」。それに救われました。

いちばん悲しかった事は、昭和五〇年、夫のお父様が亡くなったときに、「葬式にこなくていい」と言われ、わたしたちは忌引をとりながら、近場まで行っただけで、帰ってきたことです。

姉の不慮の死がきっかけとなって、四国の八十八ヵ所巡りをしようと思いたちました。平成一六年の秋です。カトリックの洗礼名をもらっていながら、仏教に魅力を感じる私は「転び信者」だと思いながら、のめり込んでいます。知り合いとなった奈良の薬師寺の大谷徹奘執事は、石山が自分はこういう人間だと話した時に、感涙の涙をこぼしてくださいました。そして、講演の講師にも呼んでくださって。また、平成二二年の岡山でのハンセン病市民学会のときに、神奈川の部落解放同盟の根本信一さんとも出会い、根本さんの推薦で横浜市の人権講演にも講師を頼まれるようになりました。その後、夫婦で講演をやったこともあります。

今、東日本退所者の「あおばの会」の会長をしている石山春平と結婚しての一生は、楽しかったです。昔はわたしが必死で支えなきゃあと思って、夢中で支えてきたけど、いまは、夫の退所者給付金で支えてもらわなきゃ生活できません。夫が亡くなっても退所者給付金が遺族年金として支払われるようにと、陳述書を出したりしましたが、法律が改正されてホッとしています。

我が家には大切な額が壁にかけてあります。春平さんが社会復帰して、働いた最初の給料で求めた額です。

「道」
この道より我を生かす道なし
この道を歩く

風雪に 耐えて過ごすと 誓い合い
共に歩まん この道をゆく
絹子

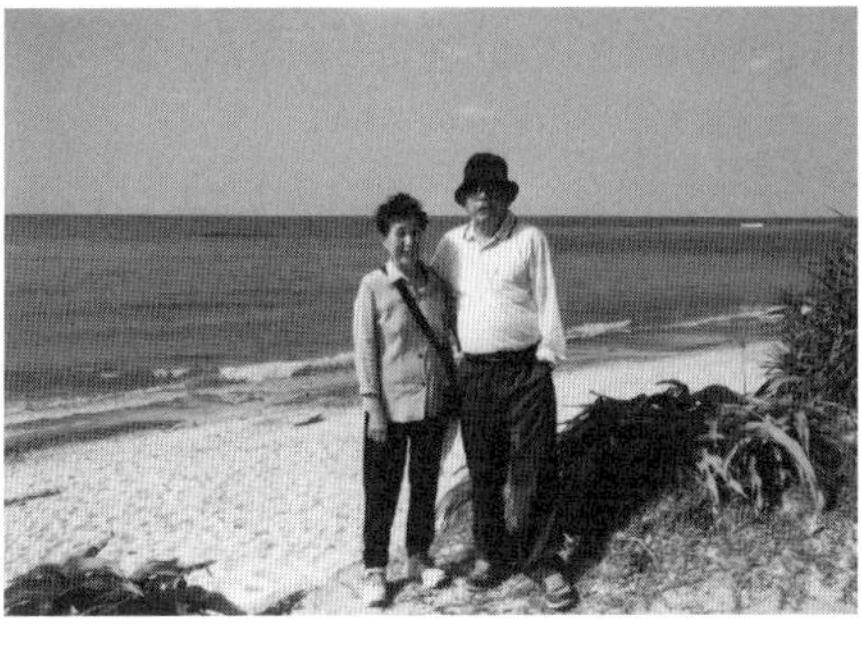

【写真】201頁一九六八年八月軽井沢、203頁二〇〇六年沖縄

感謝のことば

十二歳の夏休み明けに、診断書を私は何の疑いもなく担任教師に渡しました。二時間目の授業で教室に戻った教師は、少し離れた処から厳しい表情で私に「お前は直ぐ家に帰れ」、そして明日から学校に来るなと強く云い放ちました。説明もなく。先程までは「石山君」と口にしていた教師から突然にお前呼ばわりされ、級友たちの見守る中を教室から強引に排除され学校から強制退学を受けました。今から七十年前の出来事です。私には生涯忘れられない哀しい思い出として、今も心の隅に残っております。

後年、療養所に入って、国策によって、ハンセン病の患者は社会から非人間として扱われた事を初めて知りました。そして多くの先輩たちが無念の内に、この世を去ったことも…。

今回、幸いにも社会復帰した私の生きざまを世に残すべしとの多くの支援者の声に背を押され学歴もない私が、本の作成を決心しました。

療養生活十五年、故郷の納屋で過ごした五年を合わせて二十年の隔離生活。そこから社会に出て五十五年の人生は速いものでした。

カミングアウトしてからは、気持ちが軽やかになり生きる自信が湧いて来ました。幸いに人との出会いに恵まれて今日まで来ましたが、人生前半は苦難の闘いでした。今は、「幸い」の文字に満たされて居ます。

地域の方々や、横浜の多くの応援隊に支えられ、北は北海道から南は奄美、沖縄まで多くの友人、知人がいます。講演活動も小中高大学と多くの学校から声を掛けていただき、学校生活の体験も無く、学ぶ機会も少ない私でしたが、学校の雰囲気を味わう事が出来た事は実感として嬉しかったです。

国賠訴訟以前は、後遺症を持つ患者が社会復帰を考えることは、夢の中の物語でした。そんな雰囲気の中での社会復帰ですから、正に退路を断つ思いの決心でした。あとは開き直りの日々で、昔、自死を思いとどまった時の再現のようでした。私の場合は、愛の支援者の登場で社会復帰して、人生の勝負に賭けました。私の様な後遺症のある人間には、正に大海原に小舟でこぎだす心境だったのです。私を強く支援して励ました妻の存在が私を逞しく育て、こども達の笑顔と成長が生きる力を植え付けてくれたと思います。

今、過去を振り返る時、青春期を過ごした御殿場の神山復生病院での厳しくも和やか環境と、漢字も殆ど読めなかった私に、自身の背中にその文字を書かせて、真剣に教えてくれた盲目の歌人坂田泡光さんの存在は終生忘れる事はできません。人としての基礎をここで培ったと思っています。

この本の出版に際して、多大なご尽力を賜りました社会評論社の松田健二様、構成及び編集を担当していただきました本間一弥様、じんけんネットゆいの根本信一・順子ご夫妻、村井淳・智子ご夫妻、浅羽孝政様、堀利和様、中村彰信様、布施久子様、西野みえ子様、黒沢一夫様、渡部芳雄様、岩崎八千代様、そして多くの支援者の皆様方に、心より感謝と御礼を申し上げます。ありがとうございました。

最後になりますが、大怪我をされた直後の大変な時に、この本のためにメッセージを寄せてくださいました樹木希林様には、ほんとうに感謝の言葉もありません。ご回復の一日も早からんことを、絹子とともに心よりお祈り申し上げます。

二〇一八年八月二十九日

石山春平

＊樹木希林さんは、この本のためにメッセージを寄せられた翌月、九月十五日に逝去されました。あらためてお礼申し上げますとともに、ご冥福をお祈り致します。

資料

1　著者年譜と社会活動
2　ハンセン病隔離政策　日本と世界の比較
3　全国のハンセン病療養所（人権啓発パンフレットから）
4　ハンセン病関係法令
4-1　癩予防ニ関スル件（抄）
4-2　患者心得（抄）
4-3　国立癩療養所患者懲戒検束規定（抄）
4-4　らい予防法（抄）
4-5　らい予防法の廃止に関する法律（抄）
4-6　優生保護法（抄）
5　ハンセン病問題の早期かつ全面的解決に向けての内閣総理大臣談話

〔資料1〕　**著者年譜と社会活動**

一九三六年（昭和一一）二月十五日生　三男二女の末っ子
一九四二年（昭和一七）四月、国民学校入学
　＊1943アメリカでプロミン効果発表
一九四七年（昭和二二）九月一日、新制小学校六年生二学期、学校を追われる
　自宅納屋に隠れて暮らす
　＊1947日本でもプロミン治療開始
　＊1948優生保護法成立
　＊1949第二次無癩県運動、患者狩り
一九五二年（昭和二七）三月五日、神山復生病院に収容（十六歳）
　十五年間の療養生活
　＊1953らい予防新法成立、強制隔離継続
　＊1954児童入学拒否運動（黒髪校事件）起きる
一九六八年（昭和四三）九月、社会復帰（三十二歳）
　調布と蒲田の工場で働く
一九七〇年（昭和四五）一月、結婚
一九七三年（昭和四八）オイルショックで会社が倒産　運転免許証取得
一九七五年（昭和五〇）川崎でガイドヘルパー
　＊1975「青い芝の会」バス闘争
　＊1996らい予防法廃止

一九九九年（平成一一）違憲・国賠訴訟提訴（東京）原告
＊1998らい予防法違憲・国賠訴訟提訴（熊本）
全国退所者原告団連絡会発足　事務局長
＊2001.5.11違憲・賠償訴訟に熊本地裁が勝訴判決
＊2001国が控訴断念・謝罪、衆参両院の謝罪決議
二〇〇一年（平成一三）カミングアウト（病歴告白）
＊2003ホテル宿泊拒否事件（熊本）
＊2005「胎児・新生児標本一一四本、不法中絶常態化」の報告―ハンセン病問題に関する検証会議
＊2005ハンセン病市民学会発足
二〇〇七年（平成一九）六十年ぶりの同窓会
二〇〇八年（平成二〇）ガイドヘルパーを退職
＊2016.2.15ハンセン病家族訴訟提訴
＊2016.7.26相模原殺傷事件
＊2016.4.25最高裁が特別法廷を謝罪。違憲性については「法の下の平等に違反した疑いがある」と説明

・社会活動

二〇〇一年にハンセン病回復者であることを社会に明らかにして以降、講演の依頼が数多く寄せられている。教育関係（小中学校から高校、大学まで）、自治体や会社組織の人権研修、地域社会など、その数はこれまで百か所を優に超える。

毎年五月に開催されるハンセン病市民学会のたびに会場となる各地の療養所で親交を深める一方、厚労省からの要請も多く、退所者の代表として検討委員会の委員を委嘱されたり講演を依頼されたりすることもある。また、じんけんネットゆいなどを通して、部落解放同盟、チャシアンカラの会（首都圏アイヌの人たちの集まり）、沖縄基地問題、福島原発事故の被災者などと精力的に交流する。

二〇一八年九月現在の役職ならびに報賞は以下。

全国ハンセン病療養所退所者連絡会　副会長
川崎市肢体障害者協会　会長
川崎市身体障害者協会　理事
宮前区身体障害者協会　会長
宮前区社会福祉協議会　理事
精神障害者福祉施設「アピエ」　理事
東日本退所者「あおばの会」　会長

二〇〇六年度（平成一八年）　厚生労働大臣賞受賞
二〇〇八年度（平成二〇年）　日本身体障害者団体連合会会長賞受賞
二〇一七年度（平成二九年）　神奈川県弁護士会人権賞受賞

〔資料2〕ハンセン病隔離政策　日本と世界の比較

世界の出来事

BC一五〇〇	インドでハンセン病と思われる記述
一〇〇〇〜一四〇〇年	ヨーロッパでハンセン病蔓延のピーク
一五〇〇〜一八〇〇年	ヨーロッパから中米、アフリカから南米にハンセン病がもたらされる
一八五〇〜一九三〇年	アジアから太平洋諸国にハンセン病がもたらされる
一八六五年	ハワイ王国でハンセン病患者治療のためのカリヒ病院が開院。ハンセン病蔓延予防法が成立し強制隔離を開始
一八七三年	ノルウェイのハンセン博士がらい菌を発見 ※それまでハンセン病は遺伝によるとの考えが主流だった。
一八九〇年	コロンビアで法律により患者の完全隔離を実施

日本の出来事

七二〇年	日本書紀にハンセン病と思われる病気の記述が認められる
一二〇〇〜一四〇〇年	忍性、叡尊らが救らい事業を展開
一五〇〇〜一六〇〇年	キリスト教宣教師が救らい事業を展開
一八七二年	後藤昌文が東京に私設のらい病舎（起廃病院）を設立 以後、主として外国人宣教師によって各地に私設のハンセン病病院（療養所）ができる。

一八九七年	第一回国際らい学会がベルリンで開かれ、隔離を推奨
一八九八年	インドでらい病者法（条例）が公布 ※患者に禁止された職業などがあるほか、困窮する患者は令状なしに逮捕できるなどの条文。二〇一六年廃止。
一九〇七年	第二回国際らい学会（ベルゲン）で、らい菌は感染力が弱いこと、親が患者の場合、子供との隔離・分離が必要なこと等を確認 フィリピンでハンセン病隔離を法制化
一九二三年	第三回国際らい学会（ストラスブルグ）で、隔離は貧困者等の治療のためとし、神経型患者は感染源になりづらいとの報告があった ブラジルでハンセン病患者強制隔離法制定
一九二六年	マレーシアでらい患者法（条例）が改正され警察官の強制収容が可能に
一九三〇年	国際連盟らい委員会（バンコク）開催 ハンセン病は、公衆衛生問題の一環として予防・治療すべきであり、ハンセン病患者の隔離は必要ではあるが、

一九〇〇年	内務省が第一回らい患者数調査を実施 全国の患者数は三万三五九人、罹患率は一万人当たり九・六人。
一九〇七年	法律第一一号「癩予防ニ関スル件」を公布 「放浪らい」と呼ばれる患者や元患者を、ハンセン病療養所に入所させるための法律。 ※「一等国」には必要とされた。
一九〇九年	全国五カ所に公立の療養所を開設 「放浪らい等」に限られていたため、入所者は患者全体の五％程度であった。
一九二九年	法律第一一号「癩予防ニ関スル件」が改正され、国立療養所の設置を明記 愛知県で「無らい県運動」を開始
一九三〇年	国立療養所の第一号として長島愛生園を設立

	唯一無二の方法ではないとした。 （日本は一九三三年国際連盟を脱退）
一九四一年	アメリカでハンセン病治療薬にプロミンを初めて試用
一九四三年	アメリカでプロミンがハンセン病治療に有効と発表
一九四七年	ポルトガルでハンセン病予防法改正 患者の届け出を義務化
一九五三年	第六回国際らい学会（マドリード）で、治療薬の発展により感染の恐れのない患者の終生隔離を認めないことを確認
一九五六年	ローマで「らい患者救済及び社会復帰に関する国際会議」を開催 患者の人間性回復の推進、在宅治療の促進、施設収容を最小限に限ることを推奨した「ローマ宣言」を採択
一九五八年	第七回国際らい学会を東京で開催 隔離政策を直ちに破棄することが推奨された。
一九六〇年	WTOが差別法撤廃と外来治療を提唱

一九三一年	癩予防法制定 ※これにより、日本中のすべてのハンセン病患者を、療養所に隔離できるようになる。この法律に前後して行われた「無癩県運動」により、ハンセン病をすべてなくそうという「強制隔離によるハンセン病絶滅政策」が広まった。
一九四六年	日本でもプロミンの合成に成功 翌年から試験治療始まる
一九四八年	優生保護法制定 ハンセン病患者の断種を法制化
一九五三年	新「らい予防法」制定 「癩予防法」を一部作り直した法律。「強制隔離」「懲戒検束権」などはそのまま残った。患者を働かせることを禁止し、療養所入所者の外出禁止などを規定した。 ※患者による所内作業は、法の直接の影響下の国立療養所においても一九六四年まで完全撤廃されず、予算的裏付けの乏しい私立療養所も同様に続いていたとの証言あり。

一九六一年	コロンビアでハンセン病患者の隔離法を廃止
一九六二年	ブラジル政府、強制隔離法の廃止決定（サンパウロ州は六七年廃止）
一九六四年	フィリピンで隔離政策を撤廃
一九六九年	ハワイでハンセン病蔓延予防法を廃止 マレーシアでハンセン病患者の隔離を廃止
一九七六年	ポルトガル、ハンセン病患者強制隔離を廃止（独裁政権の崩壊）
一九八四年	インドのマハラシュトラ州でらい条例を廃止。以後、各州に広がる
一九九九年	アメリカ本土唯一のカーヴィル療養所が閉鎖 ※カーヴィルでは少なくとも一九五六年には「誰一人、意に反して退所させられることも、療養所にとどめられることもない」と宣言している。

一九六三年	らい予防法改正の機運が高まり、全患協（一九五一年結成）が厚生大臣に「らい予防法改正要望書」を提出
一九九六年	らい予防法を廃止
一九九八年	熊本地裁に「らい予防法」違憲国家賠償請求訴訟を提訴
二〇〇一年	熊本地裁判決で原告勝訴 控訴断念・衆参両院の謝罪決議
二〇一六年	ハンセン病家族訴訟提訴 最高裁が特別法廷を謝罪

〈参考資料〉
・ハンセン病問題に関する検証会議　最終報告書（厚生労働省）
・日本財団HP「ハンセン病の歴史」
・厚生労働省HP「ハンセン病に関する主な出来事」
・犀川一夫「ハンセン病医療ひとすじ」（一九九六年岩波書店）

〔資料３〕全国のハンセン病療養所

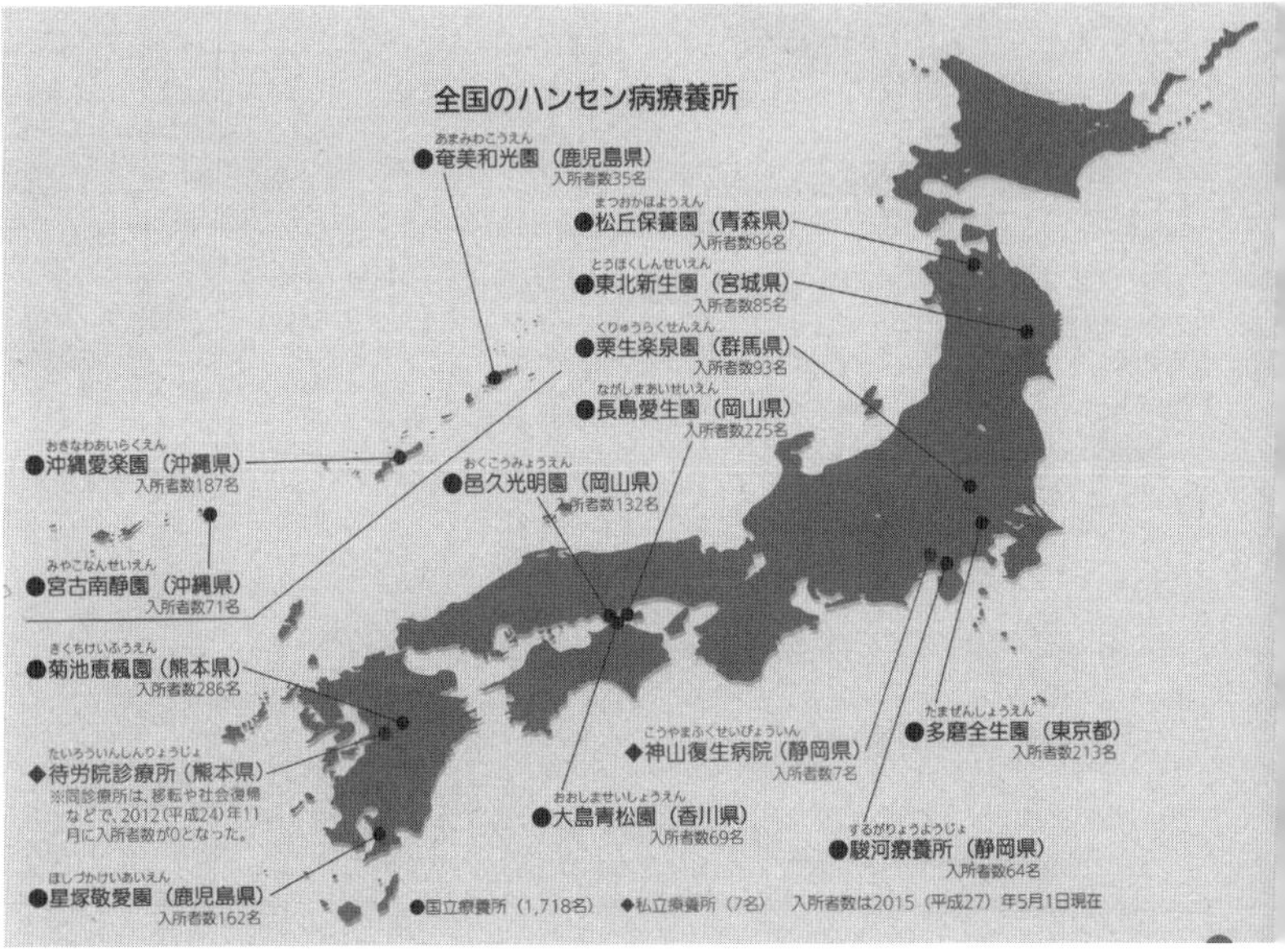

人権啓発パンフレット（人権教育啓発推進センター）から転載

〔資料4〕ハンセン病関係法令

〔資料4-1〕

癩予防ニ関スル件（抜粋）

（明治四〇年三月十八日法律第十一号）

第二条
　癩患者アル家又ハ癩病毒ニ汚染シタル家ニ於テハ医師又ハ当該吏員ノ指示ニ従ヒ消毒其ノ他予防ヲ行フヘシ

第三条
　癩患者ニシテ療養ノ途ヲ有セス且救護者ナキモノハ行政官庁ニ於テ命令ノ定ムル所ニ従ヒ療養所ニ入ラシメ之ヲ救護スヘシ但シ適当ト認ムルトキハ扶養義務者ヲシテ患者ヲ引取ラシムヘシ

2　必要ノ場合ニ於テハ行政官庁ハ命令ノ定ムル所ニ従ヒ前項患者ノ同伴者又ハ同居者ニ対シテモ一時相当ノ救護ヲ為スヘシ

〔資料4-2〕

患者心得（抜粋）

（菊池恵楓園のもの、大正一五年九月改正）

第二条
　患者ハ常ニ柔順ヲ旨トシ和衷共同宜シク精神修養ニ励メ、衛生ヲ重ジ、男女ノ道ヲ正ウシ苟モ所規ヲ乱シ不穏ノ言動ヲ流布スルガ如キ行為アルベカラズ

第四条
　患者全体ヲ通シテ総代、副総代、病室取締、炊事取締ヲ置キ、患者ノ総取締ニ従事セシメルモノトス

第七条
　患者ハ各自行動ヲ慎ミ苟モ社会ノ同情ヲ失スルガ如キ行為アルベカラズ

第八条
　患者ハ治療上ニ就テハ総テ医員ノ指揮ヲ受ケ其ノ命令ヲ厳守スベシ

第九条
　患者ハ係員ノ許可ヲ得ズシテ濫リニ構外ニ出ル

コトヲ得ズ

第十条
　患者ニ他ヨリ面会ノアル時ハ毎日午前八時ヨリ午後三時迄ノ間トシ尚特ニ急ヲ要スルモノハ其ノ事由ニヨリ之ヲ許可スル
但シ面会ノ際特ニ必要アルト認ムルトキハ係員ヲシテ立会セシム、尚其ノ面談不必要ニ渉ルトキハ差止メラルルトキアルベシ

第十三条
　患者ハ所持金ヲ以テ必要ナル物品ヲ所定ノ方法ニヨリ購入スルコトヲ得
但シ事務所ニ於テ不必要ト認ムルトキハ許可サルルコトナカルベシ

第十九条
　男子ハ女室ニ女子ハ男室ニ濫リニ立入ルベカラズ、若シ已ムヲ得ザル事故アルトキハ其用向先室長ノ承諾ヲ需ムベシ
又患者ハ男女ヲ問ハズ裸体ノ儘屋外ヲ徘徊スベカラズ

第二十九条
　此ノ心得書ニ違背スルモノハ内務省令第六号施行細則ニヨリ処罰セラツコトアルベシ

〔資料4-3〕

国立癩療養所患者懲戒検束規定（抜粋）

（昭和六年一月三十日認可）

第一条
　国立癩療養所ノ入所患者ニ対スル懲戒又ハ検束ハ左ノ各号ニ依ル
一　譴責　叱責ヲ加エ誠意改悛ヲ誓ハシム
二　謹慎　三十日以内指定ノ室ニ静居セシメ一般患者トノ交通ヲ禁ズ
三　減食　七日以内主食及副食物ニ付常食量二分ノ一迄ヲ減給ス
四　監禁　三十日以内監禁室ニ拘置ス
五　謹慎及減食　第二号及第三号ヲ併科ス
六　監禁及減食　第四号及第三号ヲ併科ス
　監禁ハ前項第四号ノ規定ニ拘ラズ特ニ必要ト認ムルトキハ其ノ期間ヲ二箇月迄延長スルコトヲ得

第二条
　入所患者左ノ各号ノ一ニ該当スル行為ヲ為シタルトキハ譴責又ハ謹慎ニ処ス
四　人ヲ誑惑セシムベキ流言浮説又ハ虚報ヲ為シ

タルトキ

第三条　入所患者左ノ各号ノ一ヲ為シタルトキハ謹慎若ハ減食ニ処シ又ハ之ヲ併科ス

一　濫リニ所外ニ出デ又ハ所定ノ地域ニ立入リタルトキ

二　風紀ヲ紊シ又ハ猥褻ノ行為ヲ為シ若ハ媒合シテ之ヲ為サシメタルトキ

三　職員ノ指揮命令ニ服従セザルトキ

五　懲戒又ハ検束ノ執行ヲ妨害シタルトキ

第四条　入所患者左ノ各号ノ一ニ該当スル行為ヲ為シタルトキハ減食若ハ監禁ニ処シ又ハ之ヲ併科ス

一　逃走シ又ハ逃走セムトシタルトキ

二　職員其ノ他ノ者ニ対シ暴行若ハ脅迫ヲ加ヘ又ハ加ヘムトシタルトキ

三　其ノ他所内ノ安寧秩序ヲ害シ又ハ害セムトシタルトキ

〔資料4-4〕

らい予防法（抜粋）

（昭和二八年法律二百十四号）

第六条（国立療養所への入所）

都道府県知事は、らいを伝染させるおそれがある患者について、らい予防上必要があると認めるときは、当該患者又はその保護者に対し、国が設置するらい療養所（以下「国立療養所」という）に入所し、又は入所させるように勧奨することができる。

(2)都道府県知事は、前項の勧奨を受けたものがその勧奨に応じないときは、患者又はその保護者に対し、期限を定めて、国立療養所に入所し、又は入所させることを命ずることができる。

(3)都道府県知事は、前項の命令を受けた者がその命令に従わないとき、又は公衆衛生上らい療養所に入所させることが必要であると認める患者について、第二項の手続きをとるいとまがないときは、その患者を国立療養所に入所させることができる。

第八条（汚染場所の消毒）

　都道府県知事は、らいを伝染させるおそれがある患者又はその死体があった場所を管理する者又はその代理をする者に対して、消毒材料を交付してその場所を消毒すべきことを命ずることができる。

第九条（物件の消毒廃棄等）

　都道府県知事は、らい予防上必要があると認めるときは、らいを伝染させるおそれがある患者が使用し、又は接触した物件について、その所持者に対し、授与を制限し、若しくは禁止し、消毒材料を交付して消毒を命じ、又は消毒によりがたい場合に廃棄を命ずることができる。

(2)都道府県知事は、前項の消毒又は廃棄の命令を受けた者がその命令に従わないときは、当該職員にその物件を消毒し、又は廃棄させることができる。

第十五条（外出の制限）

　入所患者は、左の各号に掲げる場合を除いては、国立療養所から外出してはならない。

一、親族の危篤、死亡、り災その他特別の事情がある場合であって、所長が、らい予防上重大な支障を来たすおそれがないと認めて許可したとき。

二、法令により国立療養所外に出頭を要する場合であって、所長が、らい予防上重大な支障を来たすおそれがないと認めたとき。

(3)所長は、第一項各号に掲げる場合には、入所患者の外出につき、らい予防上必要な措置を講じ、且つ、当該患者から求められたときは、厚生省令で定める証明書を交付しなければならない。

第十六条（秩序の維持）

　入所患者は、療養に専念し、所内の紀律に従わなければならない。

(2)所長は、入所患者が紀律に違反した場合において、所内の秩序を維持するために必要があると認めるときは、当該患者に対して、左の各号に掲げる処分を行うことができる。

一、戒告を与えること。

二、三十日をこえない期間を定めて、謹慎させること。

(3)前項第二号の処分を受けた者は、その処分の期間中、所長が指定した室で静居しなければならない。

(4)第二項第二号の処分は、同項第一号の処分によっては、効果がないと認められる場合に限って行うものとする。

(5)所長は、第二項第二号の処分を行う場合には、あらかじめ、当該患者に対して、弁明の機会を与えなければならない。

第十八条（物件の移動の制限）

入所患者が国立療養所の区域内において使用し、又は接触した物件は、消毒を経た後でなければ、当該国立療養所の区域外に出してはならない。

第二十七条（罰則）

左の各号の一に該当する者は、一万円以下の罰金に処する。

一、第四条第一項の規定による届出を怠った者

二、第五条第一項の規定による医師の診察を拒み、妨げ、又は忌避した者

三、第九条第一項の規定による物件の授与の制限又は禁止の処分に従わなかった者

四、第八条第二項又は第九条第二項の規定による当該職員の執行を拒み、妨げ、又は忌避した者

五、第十条第一項の規定による当該職員の調査を拒み、妨げ、又は忌避した者六、第十条第一項の規定による当該職員の質問に対して虚偽の答弁をした者 七、第十八条の規定に違反した者

第二十八条

左の各号の一に該当する者は、拘留又は科料に処する。一、第十五条第一項の規定に違反して国立療養所から外出した者

二、第十五条第一項第一号の規定により国立療養所から外出して、正当な理由がなく、許可の期間内に帰所しなかった者

三、第十五条第一項第二号の規定により国立療養所から外出して、正当な理由がなく、通常帰所すべき時間内に帰所しなかった者

〔資料4-5〕

らい予防法の廃止に関する法律（抜粋）

（平成八年法律第二十八号）

第一条（らい予防法の廃止）

らい予防法（昭和二十八年法律第二百十四号）は、廃止する。

〔資料4-6〕

優生保護法（抜粋）

（昭和二三年法律一五六号　平成二七年改正）

第一条（この法律の目的）

この法律は、優生上の見地から不良な子孫の出生を防止するとともに、母性の生命健康を保護することを目的とする。

第三条（医師の認定による優生手術）

医師は、左の各号の一に該当する者に対して本人の同意並びに配偶者（届出をしないが事実上婚姻関係と同様な事情にある者を含む、以下同じ）があるときはその同意を得て、優生手術を行うことができる。但し未成年者、精神病者又は精神薄弱者については、この限りでない。

一　本人若しくは配偶者が遺伝性精神病質、遺伝性身体疾患若しくは遺伝性奇形型を有し、又は配偶者が精神病若しくは精神薄弱を有しているもの。

二　本人又は配偶者の四親等以内の血族関係にある者が、遺伝性精神病、遺伝性精神薄弱、遺伝性精神病質、遺伝性身体疾患又は遺伝性奇型を有しているもの。

三　本人又は配偶者が、癩疾患に罹り、且つ子孫にこれが伝染する虞れのあるもの。

第十四条（医師の認定による人工妊娠中絶）

都道府県の区域を単位として設立された社団法人たる医師会の指定する医師（以下指定医師という）は、左の各号に該当する者に対して、本人及び配偶者の同意を得て、人工妊娠中絶を行うことができる。

一　本人又は配偶者が精神病、精神薄弱、精神病質、遺伝性身体疾患又は遺伝性奇型を有しているもの。

二　本人又は配偶者の四親等以内の血族関係にある者が遺伝性精神病、遺伝性精神薄弱、遺伝性精神病質、遺伝性身体疾患又は遺伝性奇型を有しているもの。

三　本人又は配偶者が癩疾患に罹っているもの。

〔資料5〕

ハンセン病問題の早期かつ全面的解決に向けての内閣総理大臣談話

（平成一三年五月二十五日）

去る五月十一日の熊本地方裁判所におけるハンセン病国家賠償請求訴訟について、私は、ハンセン病対策の歴史と、患者・元患者の皆さんが強いられてきた幾多の苦痛と苦難に思いを致し、極めて異例の判断ではありますが、敢えて控訴を行わない旨の決定をいたしました。

今回の判断にあたって、私は、内閣総理大臣として、また現代に生きる一人の人間として、長い歴史の中で患者・元患者の皆さんが経験してきた様々な苦しみにどのように応えていくことができるのか、名誉回復をどのようにして実現できるのか、真剣に考えてまいりました。

わが国においてかつて採られたハンセン病患者に対する施設入所政策が、多くの患者の人権に対する大きな制限、制約となったこと、また、一般社会において極めて厳しい偏見、差別が存在してきた事実を深刻に受け止め、患者・元患者が強いられてきた苦痛と苦難に対し、政府として深く反省し、率直にお詫びを申し上げるとともに、多くの苦しみと無念の中で亡くなられた方々に哀悼の念を捧げるものです。

今回の判決は、ハンセン病問題の重要性を改めて国民に明らかにし、その解決を促した点において高く評価できるものですが、他方で本判決には、国会議員の立法活動に関する判断や民法の解釈など、国政の基本的なあり方にかかわるいくつかの重大な法律上の問題点があり、本来であれば、政府としては、控訴の手続きを採り、これらの問題点について上級審の判断を仰ぐこととせざるを得ないところです。

しかしながら、ハンセン病訴訟は、本件以外にも東京・岡山など多数の訴訟が提起されています。また、全国には数千人に及ぶ訴訟を提起していない患者・元患者の方々もおられます。さらに患者・元患者の方々は既に高齢になっておられます。

こういったことを総合的に考え、ハンセン病問題については、できる限り早期に、そして全面的な解決を図ることが、今最も必要なことであると判断するに至りました。

このようなことから、政府としては、本判決の法律上の問題点について政府の立場を明らかにする政府声明を発表し、本判決についての控訴は行わず、本件原告の方々のみならず、また各地の訴訟への参加・不参加を問わず、全国の患者・元患者の方々全員を対象とした、以下のような統一的な対応を行うことにより、ハンセン病問題の早期かつ全面的な解決を図ることといたしました。

(1)今回の判決の認容額を基準として、訴訟への参加・不参加を問わず、全国の患者・元患者全員を対象とした新たな補償を立法措置により講じることとし、このための検討を早急に開始する。

(2)名誉回復及び福祉増進のために可能な限りの措置を講ずる。具体的には、患者・元患者から要望のある退所者給与金（年金）の創設、ハンセン病資料館の充実、名誉回復のための啓発事業などの施策の実現について早急に検討を進める。

(3)患者・元患者の抱えている様々な問題について話し合い、問題の解決を図るための患者・元患者と厚生労働省との間の協議の場を設ける。

らい予防法が廃止されて五年が経過していますが、過去の歴史は消えるものではありません。また、患者・元患者の方々の失われた時間も取り戻すことができるものではありませんが、政府としては、ハンセン病問題の解決に向けて全力を尽くす決意であることを、ここで改めて表明いたします。

同時にハンセン病問題を解決していくためには、政府の取組はもとより、国民一人一人がこの問題を真剣に受け止め、過去の歴史に目を向け、将来に向けて努力をしていくことが必要です。

私は、今回の判決を契機に、ハンセン病問題に関する国民の理解が一層深まることを切に希望いたします。

内閣総理大臣　小泉純一郎

◎著者紹介

石山春平（いしやま はるへい）

1936年、静岡県生まれ
小学校6年生の時にハンセン病を発症し、強制退学。
1952年、隔離政策により神山復生病院に収容（16歳）
23歳で完治が確認されたが退所は許可されず療養生活を継続した。
1968年、15年間の隔離の後、社会復帰（32歳）
障害を抱えながらも民間会社に勤務。1975年から2008年まで川崎市でガイドヘルパーの仕事をした。
1996年らい予防法廃止を経て違憲・国賠訴訟原告。勝訴・政府謝罪を受け、ハンセン病回復者であることを明らかにして、学校教育や人権研修などの場で講演。偏見と差別を無くすための活動を精力的に行なっている。（詳細は資料を参照）

ボンちゃんは82歳、元気だよ！
あるハンセン病回復者の物語り

2018年10月5日　初版第1刷発行
2019年12月1日　初版第2刷発行

著　者———石山春平
装　幀———中野多恵子
発行人———松田健二
発行所———株式会社 社会評論社
東京都文京区本郷2-3-10
電話：03-3814-3861　Fax：03-3818-2808
http://www.shahyo.com
組　版———Lunaエディット.LLC
印刷・製本——倉敷印刷 株式会社

Printed in Japan